Bartrow
Blackroll

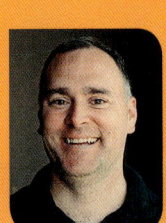

Kay Bartrow arbeitet als Physiotherapeut in Balingen. Seit 2002 ist er Lehrbeauftragter für Physiotherapie und gibt seit 2006 Fortbildungskurse für examinierte Physiotherapeuten. Mit seinen Büchern verfolgt er das Ziel: Dauerhaft Schmerzen beseitigen. Sein erfolgreiches Buch „Übeltäter Kiefergelenk" hat schon zahlreichen, von Kieferproblemen Betroffenen zu einer langfristigen Besserung verholfen. Sein zweites Buch, „Schwachstelle Rücken", gibt Rückenschmerz-Geplagten wirksame Selbsthilfemaßnahmen an die Hand.

Wer die Blackroll schon kennt – ob aus dem Fitness-Studio oder vom Physiotherapeuten – weiß, welcher Wohlfühleffekt in diesem kleinen Gerät steckt. Kay Bartrow stellt Ihnen in diesem Buch zum Faszientraining zahlreiche, in der physiotherapeutischen Praxis erprobte Übungen vor, mit denen Sie Ihre Faszien auch ganz einfach zu Hause trainieren können. Rollen Sie einfach los!

Kay Bartrow

Blackroll

Schmerzfrei & beweglich
Faszientraining für ein rundum gutes Körpergefühl

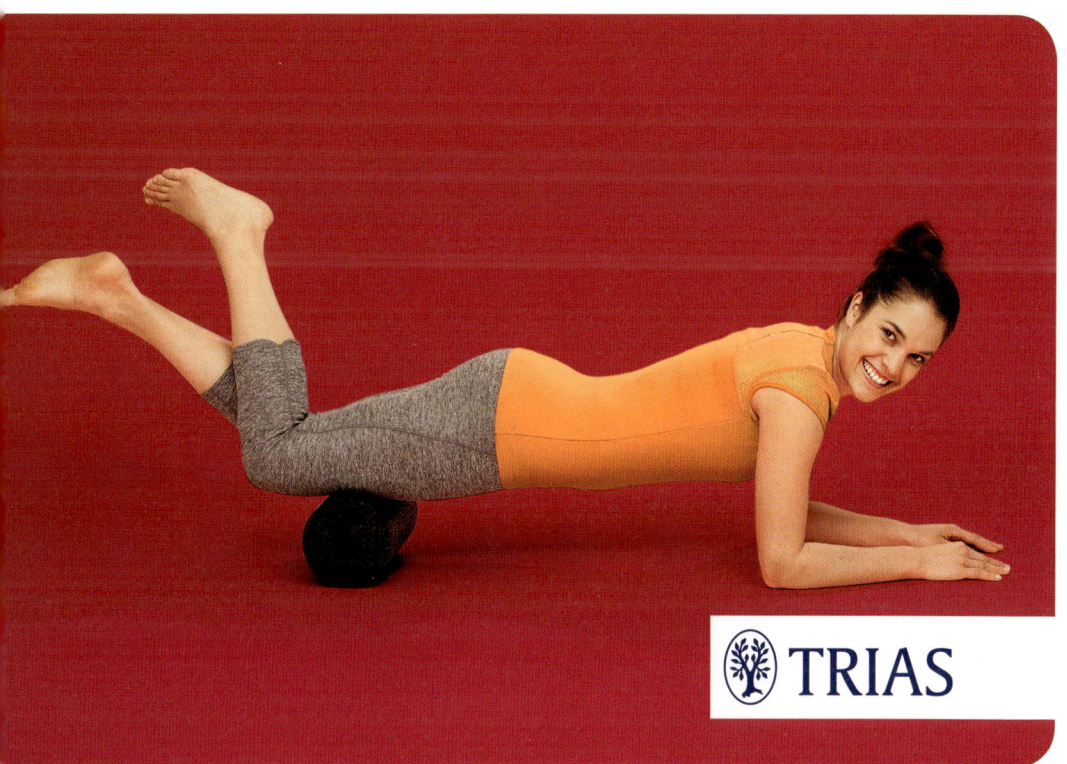

TRIAS

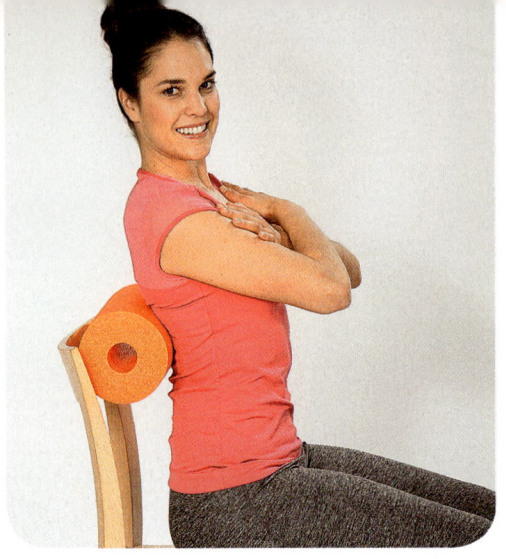
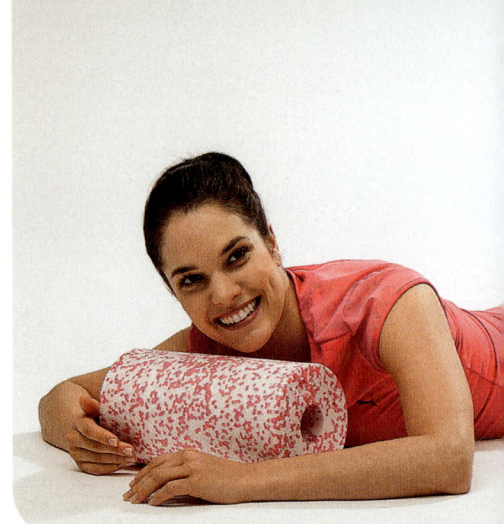

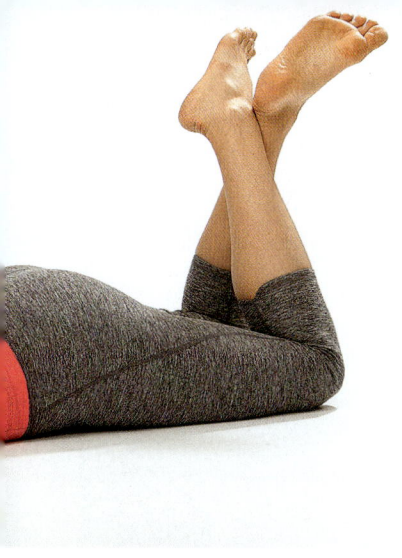

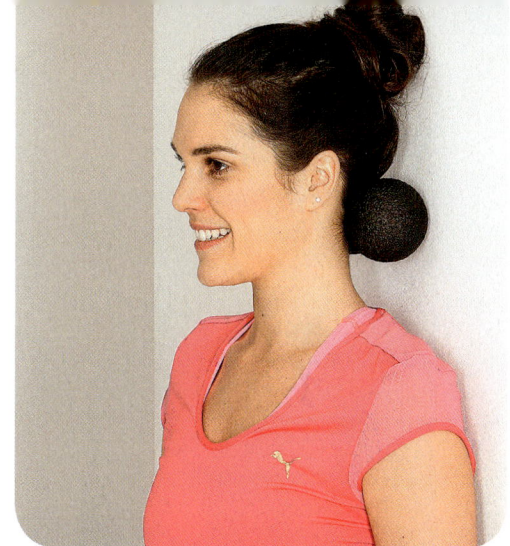

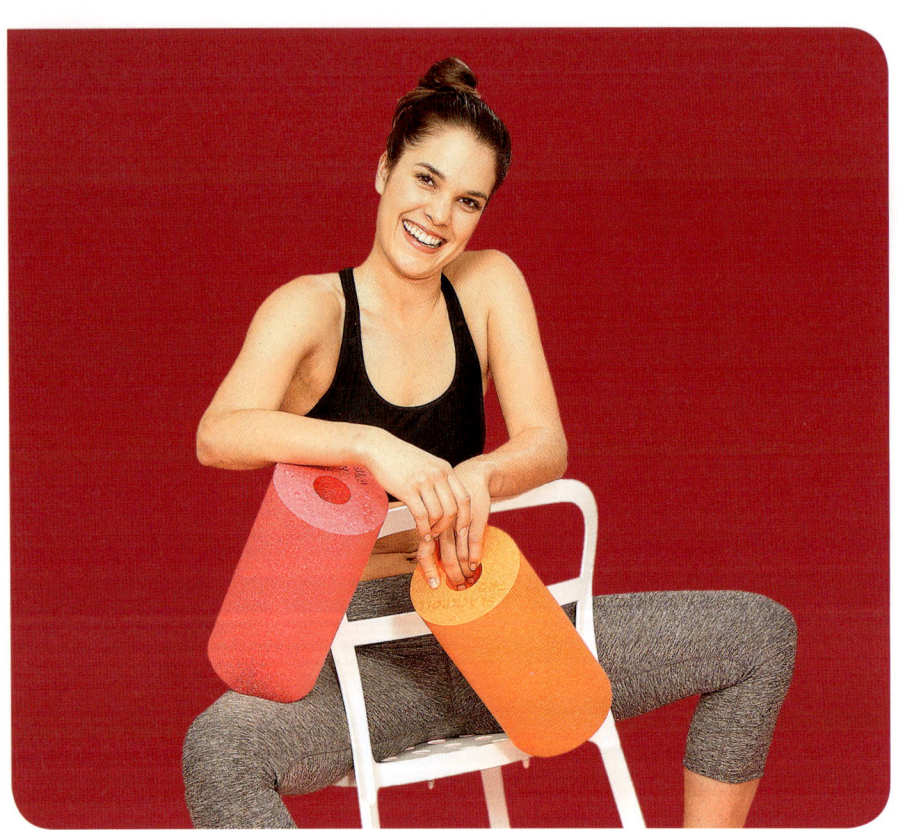

Liebe Leserinnen, liebe Leser,

lernen Sie in diesem Buch die Faszien und ihre Funktion kennen. Und vor allem: Nutzen Sie diese Erkenntnisse für einen schmerzfreieren und beweglicheren Alltag! Faszien durchziehen den gesamten Körper und verbinden Muskeln und Gelenke. In den vergangenen Jahren hat die Forschung spektakuläre Erkenntnisse über die Faszien gewonnen. Das Ergebnis: Sie haben einen direkten Effekt auf körperliche Beschwerden und sollten unbedingt beim Training berücksichtigt werden.

Mit einem einfachen Trainingsgerät wie der Blackroll können Sie Ihre Faszien leicht „bearbeiten" und so Ihre Beweglichkeit verbessern. Gleichzeitig passen Sie sich besser an die Belastungen des Alltags an. Denn: Wenn Sie Ihre Faszien regelmäßig trainieren, lösen Sie Verklebungen im Gewebe – so werden Sie mobiler, elastischer und reduzieren Schmerzen. Schlicht: Sie verbessern Ihre Lebensqualität. Lassen Sie sich zu neuen Übungen inspirieren und lernen Sie dabei Ihren Körper auf eine neue Weise kennen.

Die Blackroll – ein kleines Gerät mit einem enormen Trainingspotenzial. Erprobt durch viele physiotherapeutische Praxen und Studios ist diese kleine, neue Rolle ein vielversprechendes Trainings- und Therapiegerät, das nur darauf wartet, von Ihnen entdeckt zu werden!

Kay Bartrow im Juni 2014

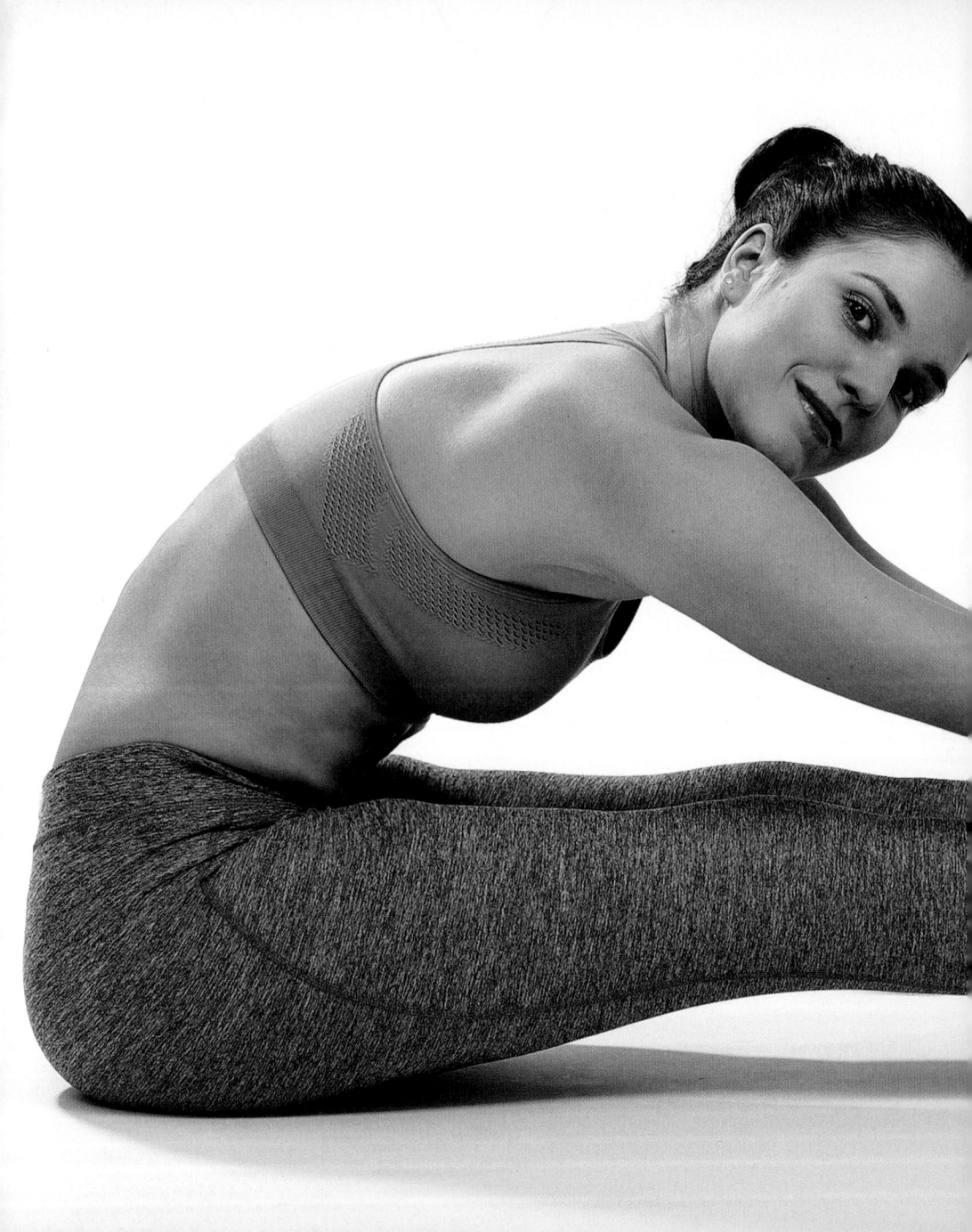

Faszinierende Faszien

Wir verbringen viel Zeit damit, gezielt Muskeln aufzubauen. Doch es lohnt sich, auch auf die großen Zusammenhänge Ihres Körpers zu schauen.

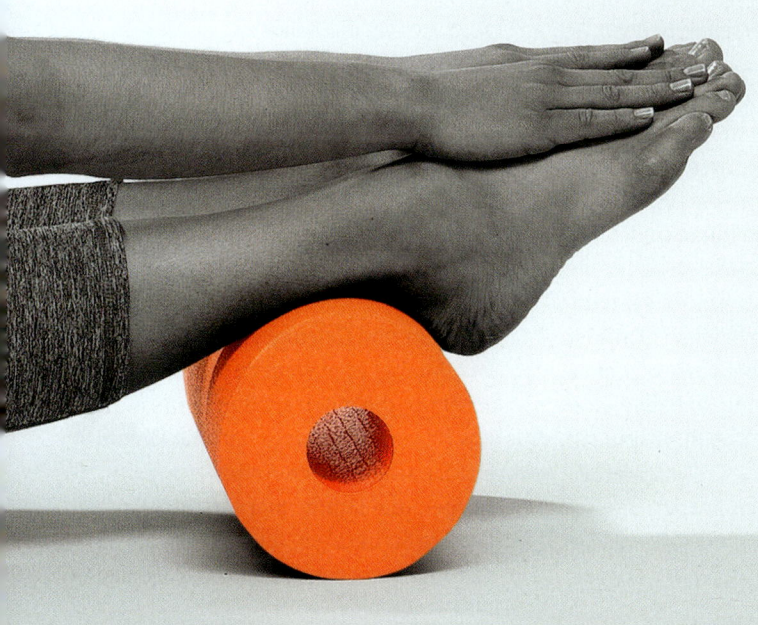

Alleskönner – überall

Training fördert die Gesundheit. Das hat sich herumgesprochen. Viel Zeit verbringen wir damit, die Muskeln aufzubauen. Schauen Sie auch auf die großen Zusammenhänge Ihres Körpers.

Sie trainieren wahrscheinlich vor allem, weil Sie Ihre Kraft, Ausdauer, Schnelligkeit, Beweglichkeit oder Koordination verbessern möchten. Oder um kräftiger zu werden, um die Gelenke zu stabilisieren, damit sie besser vor Fehlbelastungen geschützt sind. Sie möchten vielleicht auch ausdauernder werden, um bei bestimmten Aktivitäten nicht mehr so schnell zu ermüden. Sie trainieren womöglich, um eine bessere Körperhaltung zu haben oder einfach deshalb, weil es Ihnen gut tut.

Dabei verändert jedes körperliche Training das Verhältnis von Kraft, Ausdauer oder Beweglichkeit, denn der Körper

wird sich an die Belastung anpassen. Das heißt: Wer viel Krafttraining betreibt, wird mit der Zeit vielleicht etwas unbeweglicher. Wer viel Ausdauer trainiert, büßt auf längere Sicht etwas Schnelligkeit ein. Jedes Training hat also – unter Umständen auch unerwünschte – Auswirkungen auf den Organismus.

Muskeln und Gelenke kennen Sie gut. Es gibt aber eine weitere anatomische Struktur, die einen großen Einfluss auf das Bewegungssystem hat: Die Faszien! Sie sind, je nach Anforderung im Körper, mal straffe, mal elastische, mal lockere Strukturen, die alle Bauteile unseres Körpers verbinden. Sie tragen zu

für Bewegung oder Sport benötigten Kräfte steigern und, vorausgesetzt alle Bauteile arbeiten reibungslos, die dabei zwangsläufig entstehenden Belastungen auf die Gelenke minimieren.

Wann immer Sie in einer Körperregion ein steifes, unbewegliches und schmerzhaftes Empfinden haben, sind Faszien zumindest daran beteiligt. Denn bei Störungen oder Verletzungen verändern sich neben den Muskeln, Gelenken und Nerven auch die Faszien. Dann bedürfen sie einer besonderen Pflege und eines besonderen Trainings, um wieder zu genesen. Nur wenn die Faszien ihre ursprüngliche Belastbarkeit und Funktionsfähigkeit wiedererlangen, lassen sich Kraft, Beweglichkeit und Ausdauer effektiv trainieren.

Aber nicht erst eine ernsthafte Verletzung sollte uns daran erinnern, unseren Faszien wieder auf die Sprünge zu helfen und ihnen durch Übungen etwas Gutes zu tun. Vielmehr sind Faszien generell eine sehr dankbare Struktur für Trainings- und Bewegungsreize. Weiterer Vorteil: Die Übungen, die das Gewebe auch belastbarer werden lassen, sind recht einfach anzuwenden, machen Spaß und tun einfach gut!

Beweglichkeit, zu optimaler Kraftausschöpfung und zu einer angepassten Schmerzempfindung bei – und sie sind trainierbar wie Muskeln und Gelenke.

Faszien: das Seilzugsystem

Faszien liegen wie Hüllen z. B. um Muskeln und unterstützen Gelenkbewegungen und Muskelaktivitäten. Das funktioniert nach dem bekannten Seilzugprinzip: Die Gelenke sind dabei unter anderem die Umlenkrollen und die Faszien stellen die Seilzüge dar. Mit diesem System lassen sich die

Das Training der Faszien ist mit und ohne Gerät möglich. So oder so ist der Effekt, dass mit der Zeit ein positiver Einfluss auf die Elastizität der Muskeln, auf die Beweglichkeit unserer Gelenke und auf die Kraftübertragung bei Gelenkbewegungen ausgeübt wird. Weiterhin können die Übungen auch die Schmerzempfindlichkeit in unserem Körper normalisieren. Welche Bedürfnisse Ihre Faszien an Sie stellen und welche Strategie Sie in Ihrer persönlichen Faszienpflege und in Ihrer Trainingsplanung verfolgen sollten, können Sie mit dem Test leicht herausfinden.

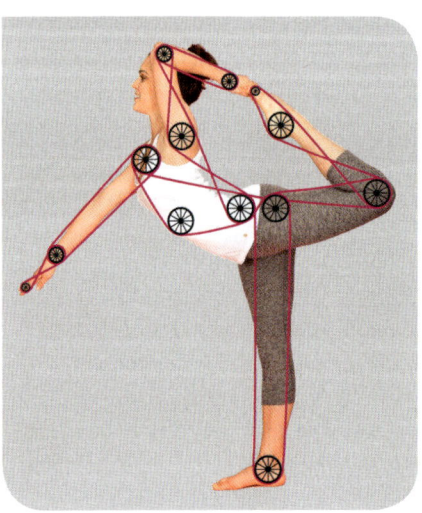

Faszien – was sie sind und können

Die „Big 6" – die großen Sechs – des Körpers sind Muskeln, Knochen, Gelenke, Nerven, Blutgefäße und Bindegewebe. Faszien gehören zu Letzterem, sind aber mehr als Füllmaterial. Zwar sind die Faszien als Struktur schon lange bekannt. Aber erst neuerdings sind die vielfältigen Funktionen unseres Fasziensystems wissenschaftlich besser erforscht. Faszien leisten einen großen Beitrag dazu, dass unser Körper optimal funktioniert: Sie machen alle Gewebe beweglicher und elastischer, trainierte Faszien senken die Verletzungsanfälligkeit und lassen uns belastungsfähiger werden. Nicht zu vergessen auch: eine mögliche sportliche Steigerung der Leistung z. B. durch verbesserte Kraftübertragung und Beweglichkeit. Faszien sind keine trägen Massen zwischen den Muskeln, sie spielen eine besondere Rolle bei der Wundheilung und beeinflussen die Regenerationsfähigkeit unseres Körpers. Welches Gewebe macht was und ist wie verbunden?

◂◂ Wie über ein Seilzugsystem verteilen sich Kräfte durch den gesamten Körper.

Knochen sind der passive Stützapparat unseres Körpers. Sie geben dem Menschen die stabile, „knöcherne" Form und ermöglichen typische Haltungen und Bewegungen. Zudem wirken Knochen als Hebel, die Muskelkräfte auf die Gelenke übertragen. Knochen sind untereinander durch Muskeln, Bänder und Sehnen (bindegewebige Strukturen = Faszien) verbunden.

Muskeln sind der Antrieb des Körpers. Durch Anspannen (Kontraktion) setzen sie Kräfte für z. B. Bewegungen frei. Baut ein Muskel eine solche Kraft auf, überträgt die sich auf die Knochen. So entsteht Bewegung. Muskeln sind über bindegewebige Gebilde mit den Knochen verbunden: den Sehnen. Sie sind ebenfalls ein Teil des Fasziensystems.

Gelenke sind gewissermaßen „unterbrochene" Knochenverbindungen, die uns beweglich machen. Ohne sie bewegten wir uns so steif wie Roboter. Gelenke sind geschützt und stabilisiert über spezielle Verbindungsstellen, die Gelenkkapseln. Sie wiederum bestehen aus Sehnen und Bändern, also aus bindegewebigen Gebilden (Faszien). So schließt sich das Fasziensystem wunderbar an alle anderen an.

Blutgefäße. Arterien führen sauerstoffreiches Blut und versorgen den Organismus mit Nähr- und Baustoffen. Sie enthalten auch einen großen Teil unseres Immunsystems. In den Venen fließt das Blut zurück zu Herz und Lunge, wo es mit Sauerstoff wieder angereichert und in den Körper gepumpt wird. Unser Bindegewebe (Fasziensystem) schützt und stabilisiert die Blutgefäße auf ihrem Weg durch den Körper z. B. vor Verletzungen.

Nerven. Das zentrale Nervensystem (Gehirn und Rückenmark) umfasst unsere Sinne (Sehen, Riechen, Hören, Schmecken und Fühlen) und ist oberste Steuerungszentrale für Bewegungen. Mit dem Nervensystem können wir unsere Umwelt wahrnehmen und darauf reagieren. Das periphere Nervensystem (Nerven außerhalb des Rückenmarks) verbindet den gesamten Körper und transportiert Informationen, z. B. Bewegungsbefehle, an die zuständigen Muskeln und Gelenke. Nerven sind in ihrem Verlauf durch den Körper ebenfalls in einer bindegewebigen Hülle eingebettet und darüber mit dem Fasziensystem verbunden. Dies schützt die Nerven auch vor mechanischer Überbelastung und damit vor Verletzungen.

Verschiedene Arten von Bindegewebe/Faszien.

	straffes Bindegewebe	elastisches Bindegewebe	lockeres Bindegewebe
Funktion	• hohe mechanische Belastbarkeit • Übertrag Zugkräfte • Haltefunktionen (Fixiert Organe, Muskeln usw.)	• hohes Maß an Beweglichkeit • Schutzfunktion (vor Zerreißen)	• Aufhängung von Organen • Wundheilung (Immunsystem) • Fett- und Wasserspeicher • Narbenbildung
Aufbau	• geflechtartig: Faserverlauf in verschiedene Richtungen • parallel: eng aneinander	• hauptsächlich in eine Richtung verlaufend • hoher Anteil Elastin	• faseriger Aufbau • locker verteilte Struktur • frei beweglich
Beispiele	• Sehnen • Bänder • Knochenhaut • Muskelhüllen/ Übergänge	• Bänder	• Muskelhüllen • Organhüllen (z. B. Lunge, Herz)

Bindegewebe – was ist das?

Die Bezeichnung „Bindegewebe" umfasst also viele Bauteile unseres Körpers. Wenn wir genau hinschauen, erkennen wir sogar, dass alle Gewebe unseres Körpers aus Bindegewebszellen hervorgegangen sind. Die Zellen haben sich nur in der Entwicklung spezialisiert. Diese Spezialisierung brachte im Laufe der Entwicklung des Menschen Muskeln, Sehnen oder Bänder hervor. Da jede Beanspruchung auch spezielle Voraussetzungen und Bedingungen an das Gewebe stellt, ist diese Entwicklung auch unumgänglich. Eine bestimmte Form des Bindegewebes findet sich in den „Lücken": z. B. zwischen Muskeln, Sehnen oder Nerven und es ist eine Art „Füllmaterial". Dieses Bindegewebe verbindet alle anderen Gewebestrukturen und vervollständigt die Funktionskette unseres Körpers. Diese bindegewebige Struktur ist auch reich an Nervenendungen (Rezeptoren), kann Kräfte übertragen oder sogar verstärken und dient auch dem Schutz vor Überlastung.

Im allgemeinen Sprachgebrauch sind die Begriffe Faszie und Bindegewebe gleichbedeutend. Wer es gerne genau hat, dem sei gesagt, dass Faszien aus Bindegewebe bestehen. Und je nach Bedarf verschieden ausgeprägt sind (s. Tab. links).

In jedem Fall sind bindegewebige Zellen die Grundbausteine unserer Körpergewebe. Das menschliche Bindegewebe besteht hauptsächlich aus Wasser und aus spezialisierten Zellen. Denn im Bindegewebe halten sich z. B. auch Fibroblasten (gewebebildende Zellen), Makrophagen (spezialisierte „Fresszellen") oder Myofibroblasten (spezialisierte Zellen, die in der Wundheilung dafür sorgen, dass Wunden kleiner werden) auf. Diese Strukturen sind die „extrazelluläre Matrix".

Alles ist vernetzt

Durch die engen Vernetzungen und Verflechtungen der Körpergewebe (Beispiele: Muskeln/Faszien, Knochen/Faszien oder Gelenke/ Faszien) sind Wechselwirkungen zwischen den Strukturen nicht nur möglich, sondern wissenschaftlich nachgewiesen. Das heißt, dass sich Veränderungen von Muskeln, Gelenken oder Nerven immer auch auf das umliegende Bindegewebe und damit auf das Fasziensystem auswirken. Der Umkehrschluss ist: Veränderungen in unserem Fasziensystem (Verletzungen, Verklebungen des Gewebes) verursachen stets Störungen an anderen Bauteilen, z. B. an den Gelenken (Steifigkeit oder stärkere Schmerzen beim Bewegen) oder auch an den Nerven (z. B. durch Taubheitsgefühle, ausstrahlende Schmerzen oder Kraftlosigkeit).

Wichtige Hauptbestandteile des Fasziensystems (der extrazellulären Matrix) sind das Kollagen, Elastin oder z. B. Fibronektin. Kollagene sind Eiweiße (Proteine), die sich zu spezialisierten Ketten mit einer enormen Bindungsfähigkeit und Festigkeit zusammenformen. Das macht Gewebe mechanisch besonders belastbar – was beim Sport und auch vielen alltäglichen Aktivitäten durchaus wünschenswert ist.

Wie Faszien aufgebaut sind

Der Aufbau einer Faszie beginnt auf sehr kleiner Ebene, namentlich auf der der Moleküle, und verläuft in Stufen: Miteinander verbundene Aminosäuren (Bauteile, aus denen Peptide/Eiweiße bestehen) bilden Kollagenmoleküle. Mehrere gebündelte Moleküle ergeben eine Kollagenfibrille, viele dieser Fibrillen machen dann ein Fibrillenbündel aus. Viele solcher Fibrillenbündel formen schließlich eine Kollagenfaser. Viele dieser Fasern zusammengenommen ergeben dann die gesamte und endgültige Faszienstruktur. Faszien sind also ziemlich komplexe Strukturen, aber das macht sie auch so beweglich und flexibel: Denn darüber kann sich der Körper an unterschiedlichste mechanische Belastungen (z. B. normale Bewegungen wie gemütliches Treppensteigen oder sportliche Höchstleistungen) anpassen. Auch wenn die eigentliche Veränderung auf der Ebene der Moleküle und Fibrillen stattfindet. So winzig diese Veränderungen im Aufbau und in der Funktionsfähigkeit auch sein mögen, sie beeinflussen unseren bewegten Alltag mehr als uns eigentlich bewusst ist.

Beispiel: Werden Fasziensysteme intensiv gebraucht, z. B. bei Bewegung oder Sport, passt sich das System an, indem es mehr strategische Verbindungsstellen einbaut. Es wird dadurch mechanisch stabiler und belastbarer. Das ist ein planbarer Trainingseffekt, den heute die Physiotherapie (in der Nachbehandlung von Verletzungen am Bewegungsapparat) oder die Trainingswissenschaft nutzt, um die Ergebnisse einer Rehabilitation zu verbessern. Wer die Faszien hingegen nicht wie gewohnt belastet oder gar überlastet, bei dem bauen sich die Strukturen ab. Das Fasziensystem wird unelastischer und steifer. Damit steigt letztlich auch die Verletzungsanfälligkeit und die Gefahr für weitreichende Funktionsstörungen.

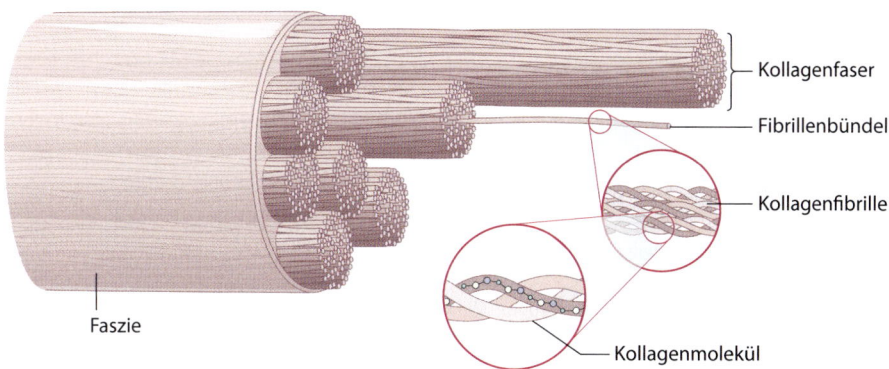

Kollagenfaser

Fibrillenbündel

Kollagenfibrille

Faszie

Kollagenmolekül

⌃ Viele Strippen: Aus ganz vielen kleinen Fasern formen sich dicke Bündel – die Faszien.

Nachrichtenkanal der Faszien

Faszienstrukturen sind an unser Nervensystem angeschlossen (sie sind innerviert). Darüber nehmen wir verschiedene Empfindungen wahr. Das lässt sich auch daran erkennen, dass sich nach einer Therapie der Faszien die Behandelten meist viel besser fühlen – sie haben weniger Schmerzen, sind beweglicher oder haben mehr Kraft. Diese Verbesserungen stellen sich auch dann ein, wenn Sie selbst ihre Faszien trainieren. Wissenschaftlich betrachtet, nehmen wir eine Veränderung wahr,

wenn äußere Reize spezielle Rezeptoren (Informationssammler unseres Körpers) aktivieren und eine veränderte Situation, z. B. eine reduzierte Muskelspannung, eintritt. Welche Rezeptoren in den Faszien zu finden sind, zeigt die Tabelle auf Seite 19.

Weil in den Faszien sehr viele Rezeptoren liegen, tragen sie damit auch dazu bei, diese Informationen zu verarbeiten. Dazu ist das Fasziensystem eng verbunden mit unserem Nervensystem (peripheres Nervensystem), was so funktioniert: Die peripheren Nerven nehmen die Reize auf und leiten sie zum zentralen Nervensystem. Gehirn und Rückenmark verarbeiten die Reize und starten eine geeignete Reaktion.

Intelligent: Faszien passen sich an

Faszienstrukturen sind Teil des gesamten Bewegungsapparates, sie passen sich durch Bewegungsreize an und verändern sich. Druck und Zug eignen sich als mechanische Reize besonders gut, regulierend auf die Faszien einzuwirken. Praktisch heißt das: Üben wir auf unsere Faszien einen moderaten und noch verträglichen Druck oder Zug aus, wird die Faszie sich durch die Kraft besser organisieren. Das macht sie belastbarer. Und genau das ist das Grundprinzip eines Faszientrainings, wie es dieses Buch vorstellt. Die Übungen produzieren Druck- oder/und auch Zugreize auf die Faszien und lösen Anpassungsreaktionen aus. Der Wechsel von Druck und Zug ist für Faszien optimal. Und dabei zeigen sich Faszien als ausgemacht beweglich: Sie sind in alle Richtungen verformbar.

Werden Faszien längere Zeit nicht mehr in gewohntem Umfang benutzt und belastet, treten die Kräfte Druck und Zug nicht mehr ausreichend und intensiv genug auf. Das kann passieren,

Faszien sind kleine Frostbeulen

Faszien verändern ihre elastischen Eigenschaften auch sehr stark wegen größerer Temperaturschwankungen. Ist Ihnen nicht auch schon aufgefallen, dass Sie bei kalter Witterung weniger beweglich oder richtiggehend steifer sind, als an warmen Tagen? Das liegt unter anderem an der Reaktionsfähigkeit Ihrer Faszien, die sich bei Kälte steifer und bewegungsunwilliger verhalten und bei angenehmer Wärme weich, elastisch und zunehmend beweglicher werden. Faszien verhalten sich dabei ein wenig so, wie diese blauen Kältepads: Direkt aus dem Kühlschrank genommen, sind sie steif, fest und ungemütlich. Sind sie auf der Haut ein wenig angewärmt, schmiegen sie sich bereitwillig jeder Kontur an – richtig aufgewärmt kann man sie in alle Richtungen zusammenknautschen und bewegen. So ist das auch mit Faszien.

Die Rezeptoren beim Namen nennen.

Nervenendungen/Rezeptoren	Funktionen
Golgi-Rezeptoren	• Wahrnehmung von schnellen ruckartigen Spannungsänderungen • Spannungsreduktion zum Schutz vor Verletzung
Vater-Pacini-Körperchen	• Wahrnehmung von schnellem Dehnungswechsel und Vibrationsempfindungen • Verbesserung der Bewegungssteuerung
Ruffini-Körper	• Wahrnehmung von langsamen Dehnungsveränderungen und der Gelenkstellungen im Raum
Nozizeptoren	• Schmerzwahrnehmung
Thermorezeptoren	• Temperaturwahrnehmung

z. B. durch eine Ruhigstellung nach einer Verletzung, etwa durch einen Gips. Da unser Körper sehr ökonomisch organisiert ist, reduziert er – logischerweise – die Belastbarkeit, die Kraftfähigkeit und vor allem die Beweglichkeit. Frei nach dem Motto: „Was nicht gebraucht wird, fliegt raus!" So rostet der Bewegungsapparat langsam ein. Die Faszien verändern sich dabei: Sie lagern weniger Flüssigkeit ein, verlieren elastische Anteile – werden eher rigide, steifer. Wer diese ruhig gestellten Strukturen dann auf einmal wieder – ohne ausreichend darauf vorbereitet zu sein – in normalem Umfang benutzt und belastet, überlastet sie schnell. Gemach ist gefragt: Werden die Faszien langsam und zunehmend mit Druck und Zug belastet, können sie sich am besten anpassen und wieder belastbarer werden.

Richtig trainieren – korrekt üben

Wichtig beim Training ist auch, die Fasern der Faszien in ihrer Funktionsrichtung einzusortieren. Praktisch heißt das für die Übenden: Führen Sie die Übungen korrekt aus, das bringt

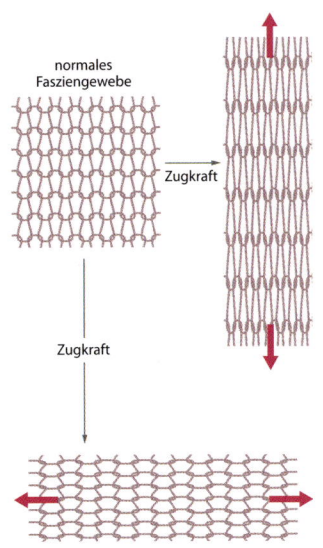

normales
Fasziengewebe

Zugkraft

Zugkraft

⌃ Wie sich Faszien wegen mechanischer
Reize deformieren können.

die besten Effekte. Denn: Verlaufen
die Fasern (wegen der Störung) wild
durcheinander und auch noch quer zur
Funktionsrichtung, ergeben sich mechanische Reibezonen. Und die gehen
wiederum zulasten einer optimalen
Funktion.

Wie beweglich und belastbar Faszien
(auch das gesamte Fasziensystem) sind,
hängt zudem noch von einigen Fak-

toren ab, die – bis zu einem gewissen
Grad – jeder für sich selbst sehr gut
beeinflussen kann. Wir unterscheiden
dabei zwei Gruppen:

1. Lebensfaktoren: Das sind direkte Einflussgrößen, die sich aus der
Lebensführung ergeben. Dabei spielen
Gewohnheiten wie Zähneputzen mit
vorgeneigtem Oberkörper oder Schuhe
und Socken immer im Sitzen anziehen,
Neigungen zu bestimmten Sportarten
wie Fußball, Tennis oder Golf, sogar
Vorlieben für eine bestimmte Kleidung
oder spezielles Schuhwerk und auch die
Persönlichkeitsstruktur (Perfektionis-
mus) eines Menschen eine große Rolle.
Selbst scheinbar irrelevante Faktoren
wie soziale Kontakte, Hobbys oder
Vorerkrankungen können die Leistungsfähigkeit der Fazsienstruktur beeinflussen. Jede Veränderung – im Sinne von
mehr oder anderer Bewegung – hat das
Potenzial, das Fasziensystem zu verändern. Auch der regelmäßige Verzehr von
Genuss- und Lebensmitteln (also die
Ernährung) spielt eine große Rolle für
die Funktionsfähigkeit unserer Faszien.
Faszien bestehen, wie der gesamte Körper des Menschen, zu einem Großteil
aus Wasser. Wasser kann im Gewebe
gespeichert werden. Deshalb macht uns

z. B. eine ausgeglichene Wasserbilanz elastischer und beweglicher.

2. Trainingsfaktoren: Das sind Einflüsse, die auch jeder selbst in der Hand hat. Denn über Intensität und Beharrlichkeit im Training kann jeder selbst bestimmen, wie viel Raum er seinem Körper für eine Anpassung gibt und inwieweit er positiv auf seinen Körper einwirkt. Training bedeutet für unseren Körper in erster Linie „Bewegung". Durch Bewegung passiert ungemein viel in unserem Körper, sie stößt viele Regulationen an. Beispiel: Durch Bewegung entsteht mechanisch betrachtet auch Reibung. Aus dieser Reibung resultiert Wärme – und diese Wärme ist primär gut für die Beweglichkeit der Faszien. Die gleichzeitig entstehende Mehrdurchblutung führt dazu, dass alle Strukturen besser mit Nähr- und Baustoffen versorgt sind. Auch der Abtransport von Abfallstoffen aus dem Stoffwechsel klappt so besser. Diese Reibung und Mechanik der Bewegung verformt gewissermaßen auch das Gewebe – was zu Wachstum und Leistungssteigerung führt.

Was beeinflusst die Arbeit unseres Fasziensystems?

Lebensfaktoren	Trainingsfaktoren
• Aktivitäten • Sport • Vermeiden von schädigenden Einflüssen (übermäßiger Alkohol-, Drogen-, Medikamentenkonsum, Rauchen) • Ernährung • Flüssigkeitszufuhr • Krankheit (Verletzungen) • Immobilisation • Alter • Hormonstatus • Stress/Arbeitsbelastung • gewohnheitsmäßige Körperhaltung	• Beweglichkeit des gesamten Bewegungsapparates • Dehnfähigkeit • Deformations- und Elastizitätstoleranz (Fähigkeit des Gewebes, sich aufgrund äußerer Krafteinwirkung – Druck/Zug – in der Form zu verändern. Wird an einem Gewebe gezogen, muss es sich lang machen können. Wirken Druckkräfte auf ein Gewebe ein, muss es sich zusammendrücken lassen.) • Gleitfähigkeit der Moleküle und der Faserbündel untereinander

Faszienketten – die Verbindung

Wenn Sie den Fuß bewegen, setzt sich diese Bewegung fort bis hoch in die Schultern? So ähnlich läuft das. Denn die Faszien ziehen sich wie ein riesiges Netzwerk durch den Körper.

Nach diesem kleinen Ausflug in die faszinierende Welt der menschlichen Anatomie betrachten wir nun die für unsere Zwecke besonders interessanten Teile des Fasziensystems – und dessen Hauptketten. Sie sind durchaus bedeutsam, wenn es etwa um alltägliche Veränderungen am Bewegungsapparat geht. Ein Beispiel ist die einseitige Belastung, wie sie bei der typischen Schreibtischhaltung auftreten kann. Das Fasziensystem verzweigt sich prinzipiell im gesamten Körper. Die Ketten die am häufigsten gestört oder verletzt sind, beschreiben wir im Folgenden. Wir dürfen nicht vergessen: Faszienketten sind sehr empfindsam und reagieren schnell auf neue Situationen. Die gute Nachricht ist: Sie sind hilfreich und effektiv, um Störungen bei Bewegung zu beseitigen. Aber: Sie können auch die Ursache für Beschwerden sein. Vor allem für die Faszien der Arme, der

Rumpfvorder- und -rückseite sowie des Beckens haben die Übungen in diesem Buch großen Vorteil.

Die vordere Faszienkette

Die vordere Faszienkette zieht sich vom Fuß über die innere Vorderseite von Unter- und Oberschenkel zum Becken.

⬇ Vordere Faszienkette: Das Knie lässt sich nicht strecken oder das Beugen nach vorne schmerzt?

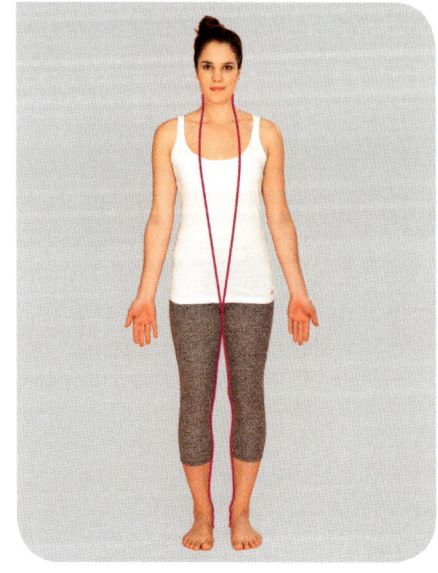

Von dort über die vordere Bauchwand leicht schräg über die Brust bis zur Schulterregion, um dann entlang des Halses bis zum Kopf zu ziehen. Auf diesem Weg unterstützt und kontrolliert die vordere Faszienkette Bewegungen in Fuß- und Kniegelenken sowie die Bewegungen der Hüft- und Schultergelenke. Stabilisierende Effekte hat diese Kette auf den vorderen Rumpf. Sie stützt das Becken und die Wirbelsäule bei Bewegung und richtet beide Bereiche (Becken und Wirbelsäule) aufeinander aus.

Die vordere Faszienkette zu trainieren, ist wichtig bei Störungen der:

- Fußgelenke (z. B. ein Umknicken des Fußes kann diese Faszienkette schädigen – sogenanntes Supinations- oder Inversionstrauma)
- Kniegelenke (v. a. die Innenseite der Knie kann reagieren, z. B. durch Drehverletzungen – Rotation)
- Oberschenkelinnenseite (durch z. B. Zerrung der Adduktoren, also der Muskeln, die das Bein an den Körper heranführen)
- Wirbelsäule (z. B. bei Stabilitätsproblemen und bei Schmerzen)
- Schultergelenke (bei Schmerzen oder Bewegungseinschränkungen)

Hintergrund: Ist diese Faszienkette zu gespannt, steif oder unbeweglich, kann sich das auf die Streckung der Hüfte, die Kniebeugung und die Streckung der Wirbelsäule auswirken. Sie bemerken das daran, dass Sie an diesen Stellen unbeweglicher sind. Ist die Kraft der Kette reduziert (etwa durch eine Verletzung und Ruhigstellung), dann wirkt das vor allem auf die Kniestreckung und die Hüft- und Rumpfbeugung (Bücken oder Aufrichten aus Rückenlage).

Die hintere Faszienkette

Die hintere Faszienkette verläuft über die Körperrückseite von der Wade über den Oberschenkel (vor allem Bizepsfaszie des Oberschenkels) bis zum Gesäß (Kreuzbein, Steißbein und Ileosakralgelenk – ISG). Von dort geht es in die lumbale Rückenfaszie, über die Rumpfrückseite zur Schulter-Nacken-Region. In ihrem Verlauf unterstützt die hintere Faszienkette Bewegungen von Fuß-, Knie- und Hüftgelenken. Auch Becken- und Wirbelsäulenbewegungen fördert und kontrolliert sie.

Die hintere Faszienkette zu trainieren, ist wichtig bei:

- Störungen an Füßen, Knien und Hüfte

- ISG-Beschwerden
- Rückenbeschwerden (vor allem Schmerzen der Lenden- und Brustwirbelsäule)
- Nackenbeschwerden (Schulter-Nacken-Region)

Hintergrund: Ist die hintere Faszienkette zu gespannt, steif oder unbeweg-

⬦ Die hintere Faszienkette: Das Knie lässt sich noch gut beugen oder das Räkeln und Strecken schmerzt?

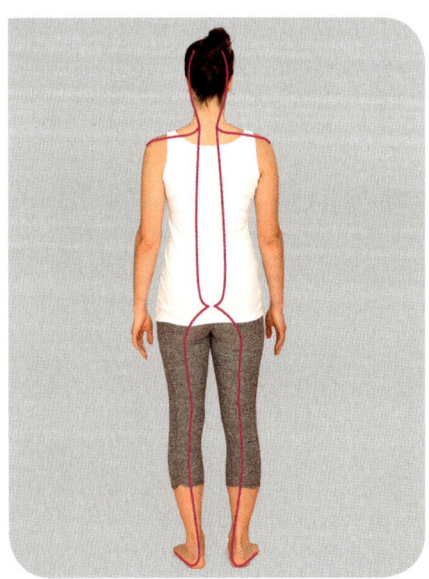

lich, kann sich das auf die Beugung der Hüfte, die Kniestreckung und die Beugung der Wirbelsäule auswirken. Die Beweglichkeit ist eingeschränkt. Ist die Kraft der Kette reduziert (etwa durch eine Verletzung und Ruhigstellung), dann wirkt das vor allem auf die Kniebeugung und die Hüft- und Rumpfstreckung (z. B. beim Aufrichten im Stand oder Abheben des Oberkörpers in Bauchlage).

Die seitliche Faszienkette

Die seitliche Faszienkette erstreckt sich vom Fuß beginnend über den seitlichen Unterschenkel nach oben zu Knie, Hüfte und Becken. Von der Beckenregion verläuft diese Faszienkette in enger Verbindung mit der vorderen und der hinteren Faszienkette und schließt den seitlichen Rumpf mit ein. Die seitliche Faszienkette stabilisiert Knie- und Hüftgelenke und unterstützt Rumpf- bzw. Wirbelsäulenbewegungen.

Die seitliche Faszienkette zu trainieren, ist wichtig, wenn die Stabilität der Knie und Hüfte gestört ist.

Hintergrund: Ist die seitliche Faszienkette zu gespannt, steif oder unbeweglich, kann sich das auf das Heranführen des Beins an die Körpermitte (oder darüber hinaus auf die Gegenseite) auswirken. Ist die Kraft der Kette reduziert (etwa durch eine Verletzung und Ruhigstellung), dann wirkt das vor allem auf das Abspreizen des Beines nach außen (Hüftabduktion). Die Kraftübertragung wird dabei stark gehemmt.

Faszienkette der Schulter-Arm-Region

Die Faszienkette der Schulter-Arm-Region verläuft auf der Innen- bzw. Außenseite des Arms von der Hand über das Ellbogengelenk bis zur Schulter und in den Nacken. Mit ihrer Hilfe können Sie die Übertragung der Kraft bei der Armbeugung optimieren.

❥ Die seitliche Faszienkette: Das Bein lässt sich nicht mehr so gut abspreizen?

❥ Die Faszienkette der Schulter-Arm-Region: Karpaltunnelsyndrom und Tennisarm sind dafür Beispiele.

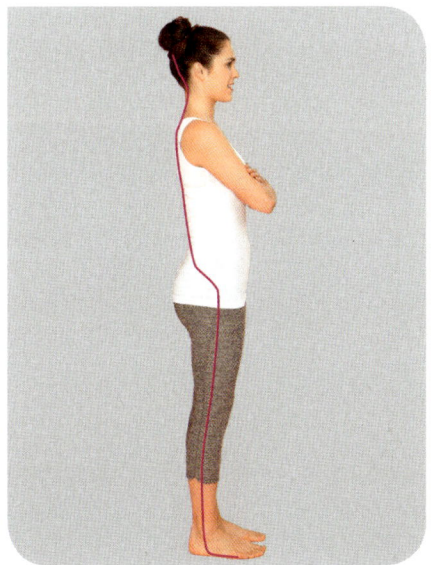

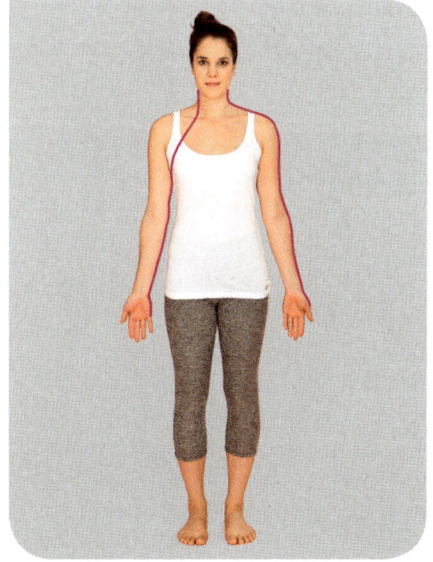

Die Faszienkette der Schulter-Arm-Region zu trainieren, ist wichtig bei Störungen der:

- Handgelenke (auch bei Karpaltunnel-syndrom)
- Ellbogengelenke (auch bei Golfer- bzw. Tennisellbogen)
- Schulter-Nacken-Region (bei mono-toner Sitzhaltung, z. B. Schreibtisch-arbeitsplatz)
- Nerven des oberen Körperanschnitts

Hintergrund innere Armkette: Ist diese Faszienkette zu gespannt, steif oder un-beweglich, kann sich das auf die Stre-ckung des Ellbogengelenks auswirken. Sie macht sich durch Einschränkung der Bewegung bemerkbar. Ein Kraft-verlust (z. B. durch eine Verletzung) betrifft meist vor allem das Anbeugen des Arms im Ellbogen.

Hintergrund äußere Armkette: Ist diese Faszienkette zu gespannt, steif oder unbeweglich, kann sich das auf das Anbeugen des Ellbogens auswirken, was sich durch eine eingeschränkte Be-weglichkeit zeigt. Ein Kraftverlust (z. B. durch eine Verletzung) betrifft meist vor allem das Strecken des Ellbogens. Faszienübungen sind hier eine echte Alternative für mehr Beweglichkeit.

Die neuromeningeale Faszienkette

Die neuromeningeale Faszienkette besteht im Wesentlichen aus der harten Hirnhaut (Dura mater) und sie stellt eine Verbindung des Bewegungsap-parates mit dem Nervensystem her. Der Verlauf erstreckt sich zentral vom Schädel (die Faszie umhüllt das

◈ Die neuromeningeale Faszienkette: Kopfschmerzen oder auch Beschwerden im Gesicht gehen auf diese Kette zurück.

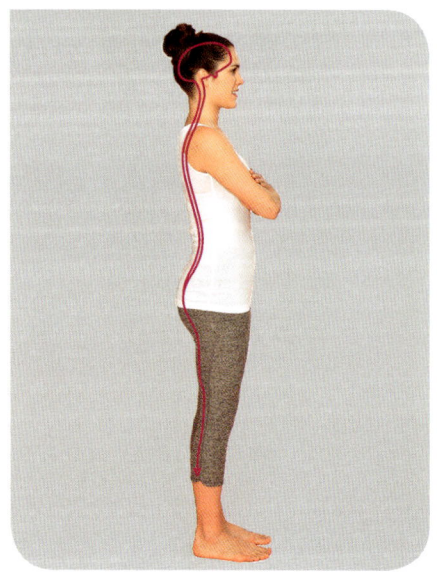

Gehirn) über das Rückenmark bis zum Steißbein in die Beckenregion. Häufig lassen sich Zusammenhänge zwischen Störungen des Bewegungsapparats und Fehlfunktionen der neuromeningealen Faszie finden.

Vor allem bei:

- Rückenproblemen (Bandscheibenvorfall/Bandscheibenvorwölbung, Nervenwurzelreizungen),
- Kopfschmerzen und
- Gesichtsschmerzen

Im Überblick über die Faszienketten ist gut zu erkennen, dass das System in verschiedenen Schichten übereinander verläuft. Die „Kernhülle" wird von der Hüllschicht des Nervensystems gebildet. In der mittleren Schicht sind die Organe eingebettet und durch die äußere Schicht ist der Bewegungsapparat verbunden.

⌄ Überblick über Verlauf und Zusammenhang der Faszienketten des menschlichen Körpers.

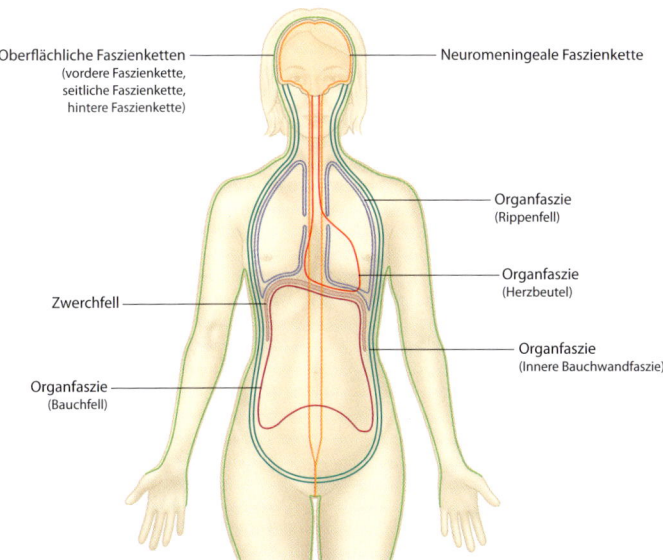

Oberflächliche Faszienketten
(vordere Faszienkette,
seitliche Faszienkette,
hintere Faszienkette)

Neuromeningeale Faszienkette

Organfaszie
(Rippenfell)

Organfaszie
(Herzbeutel)

Zwerchfell

Organfaszie
(Innere Bauchwandfaszie)

Organfaszie
(Bauchfell)

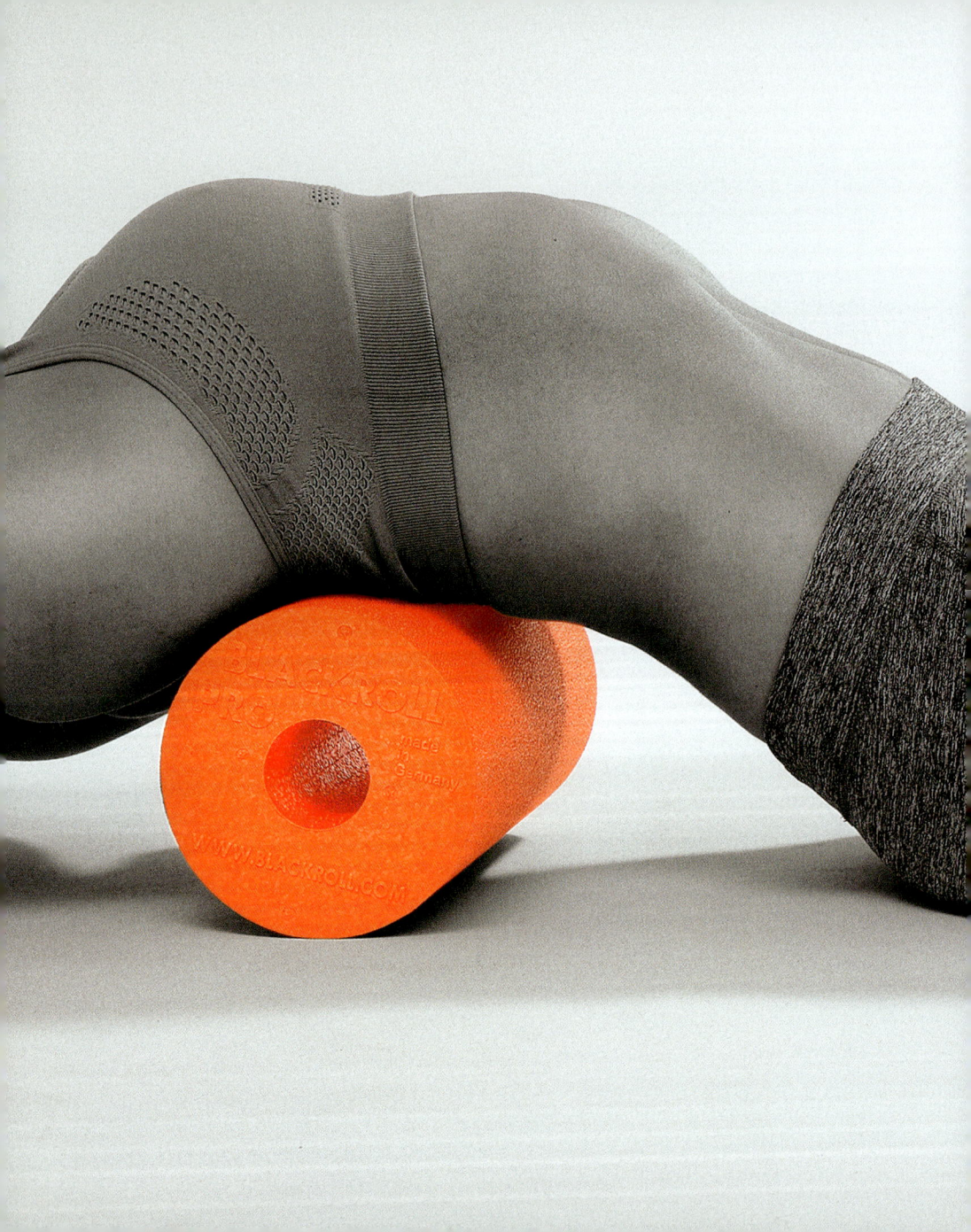

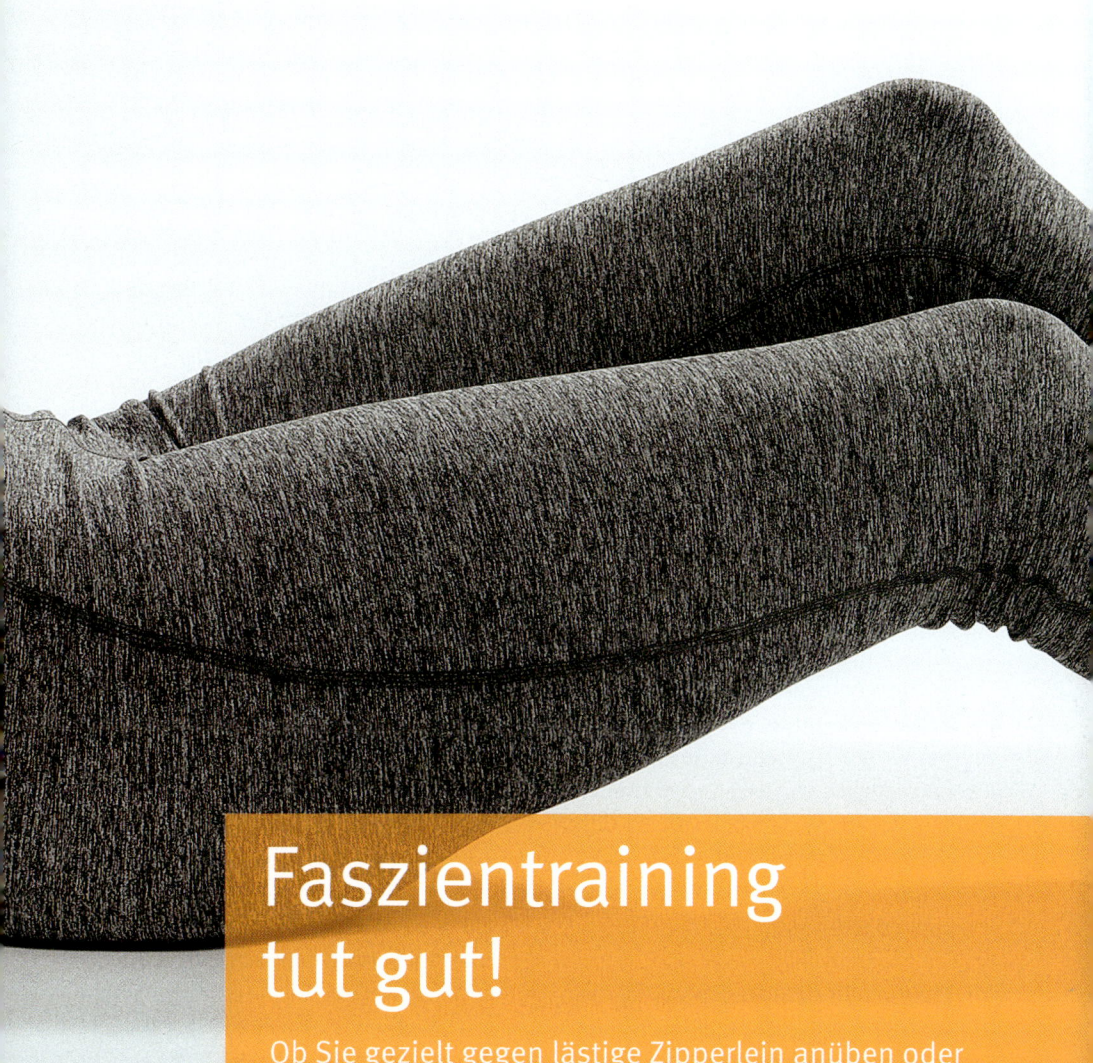

Faszientraining tut gut!

Ob Sie gezielt gegen lästige Zipperlein anüben oder Ihrem Körper einfach etwas Gutes tun möchten – mit Faszienübungen erreichen Sie beides!

Worunter Faszien leiden können

Dass Sie etwas für Ihre Faszien tun können, heißt zugleich, dass die Strukturen auch – gewissermaßen – erkranken können. Ein Stichwort lautet: Zellulite. Auch Narben sind hinderlich …

Da Faszien alle Körpergewebe verbinden und an allen Bewegungen des Körpers beteiligt sind, hat das Training der Faszien immer auch einen direkten Vorteil: Faszientraining macht uns beweglicher, elastischer, geschmeidiger und vor allem auch belastbarer. Ganz nebenbei können Sie dadurch auch Schmerzen oder lästige Bewegungsstörungen reduzieren.

Ebenso hilft das Faszientraining bei vielen ernsthaften körperlichen Beschwerden (Knieverletzungen, z. B. Meniskusprobleme oder Kreuzbandverletzungen, nach Hüftproblemen, Rückenschmerzen, Tennisellbogen)

dabei, die Beschwerden zu reduzieren oder gar zu beseitigen. Regelmäßiges Training kann sogar solche Probleme in Zukunft verhindern.

Dabei ist das Fasziensystem für eine einwandfreie Funktion auf mechanische Bewegungsreize genauso angewiesen wie Gelenke und Muskeln. Was wir nicht benutzen wird abgebaut und geht zugrunde. Nach dem Schema: „Use it – or loose it" (Gebrauche es oder verliere es!). Zudem: Die Grundlage für unser körperliches Leben ist der Stoffwechsel. Also der Einbau von neuen Nähr- und Baustoffen in unsere Körperzellen und der Abtransport von Abfallstoffen. Eine

Sie sollten vor dem Training auf jeden Fall mit Ihrem Arzt sprechen bei:

- akuten Verletzungen
- Tumorerkrankungen
- frischen Knochenbrüchen
- akuten Entzündungen
- sehr starken Schmerzen, die auch keine Tendenz zur Besserung zeigen.

Wenn das Bindegewebe kränkelt

Kleinere Verletzungen, z. B. Muskel- oder Gelenkprellungen, Zerrungen an Bändern und Muskeln, Muskelfaserrisse, kommen sehr häufig vor und hinterlassen meist auch kleine Spuren im Fasziensystem. Bei größeren Verletzungen, z. B. großflächige Faserrisse, Faserbündelrisse oder Risse in einer Gelenkkapsel, entstehen Narben und Verwachsungen im Gewebe (etwa durch Verletzungen oder Operationen). Ist das Bindegewebe dadurch verändert, hat das Training einen besonderen Vorteil. Vor allem Narben und Verwachsungen sind meist dankbar für Bewegungsreize und reagieren sehr gut auf ein Faszientraining. Bei ernsthaften Erkrankungen des Bindegewebes sollten Betroffene unbedingt eine ärztliche Untersu-

gute Durchblutung und eine ausreichende Menge an Bewegungsreizen halten diese Prozesse in Gang und können sie sogar beschleunigen.

Grundsätzlich ist Faszientraining für Jedermann geeignet. Sie können die Faszienübungen so ausüben, dass sie eher entspannend oder eher anregend wirken. Den Wohlfühleffekt spüren Sie so oder so. Bei starken körperlichen Beschwerden (Schmerz, Entzündung, akute Verletzung) sollten Sie die Anwendung der Übungen mit Ihrem Arzt oder Physiotherapeuten abstimmen. Beachten Sie während der Übungen auch unangenehme Empfindungen.

chung und Beratung einholen, um für die Grunderkrankung eine geeignete Therapie zu finden und zu beginnen. Beispiele sind Lupus erythematodes (prominentes Beispiel: Seal), Sklerodermie, Kollagenosen …

Narben und Verklebungen

Wenn Verletzungen heilen, kann das verletzte Gewebe in sich oder mit anderen Strukturen verkleben und anhaften. So entstehen Narben, die je nach Verletzungsort im tieferen Gewebe oder an der oberflächlichen Haut liegen. Verläuft die Heilung komplikationslos, lösen sich diese Verklebungen und Verwachsungen wieder und erlauben dem Gewebe eine normale und vor allem schmerzfreie Bewegung. Wird das Bindegewebe aber während der Heilung schlecht durchblutet und damit schlechter mit Nährstoffen versorgt oder fehlen die normalen Bewegungsreize, hinterlassen die Verwachsungen manchmal bleibende Spuren. Das zeigt sich etwa durch vermehrte Schmerzen und Bewegungseinschränkungen.

Bei Narbenbildung oder bei starken Verwachsungen hilft Faszientraining sehr gut. Denn die Übungen steigern

die Durchblutung und damit den erforderlichen Stoffwechsel (Einbau von Nähr- und Baustoffen).

Verletzung durch Überlastung

Die Bedeutung steckt bereits im Begriff selbst: Es ist eine Belastung, die so intensiv oder so lange ausgeführt wird, dass sie über eine aushaltbare Grenze hinausgeht. Gerade Bindegewebe, also unser Fasziensystem, ist anfällig für Überlastung. Da Faszien an allen Bewegungen beteiligt sind, können sich sehr schnell auftretende Belastungen und Kräfte potenzieren. Dabei können kleine Verletzungen im Bindegewebe entstehen: kleine Risse oder Zerrungen, die Symptome wie Spannung, Bewegungssteifigkeit oder auch einen Schmerz auslösen.

Solche kleinen Missgeschicke als Überlastungsfolge treten meist ungewollt auf. Niemand verletzt sich freiwillig oder überlastet sich mutwillig. Meist resultieren diese Überlastungen aus einem intuitiv falschen Umgang mit den Kräften und Fähigkeiten des eigenen Körpers. Lernen Sie Ihren Körper kennen und hören sie auf die Signale Ihres Bewegungsapparates.

Der beste Schutz vor Überlastungen ist, die eigene Belastbarkeit möglichst genau zu kennen. Portionieren Sie Ihre Aktivitäten (Arbeit, Sport) und stoppen Sie sie rechtzeitig, bevor Schaden entstehen kann. Wenn Sie ein unangenehmes Zwicken und Zwacken wahrnehmen, möchte Ihnen Ihr Körper damit bestimmt einen wichtigen Fingerzeig geben. Ignorieren Sie diese feinen Hinweise nicht! Reagieren Sie darauf angemessen – vielleicht mit einer kleinen Pause von der Arbeitsbelastung oder mit den richtigen Übungen zur Erholung und zur Leistungssteigerung.

Verletzungen lösen Entzündungen aus

Eine Entzündung ist ein wichtiger „Helfer", um Verletzungen zu reparieren. Denn: Bei einer Verletzung im oder am Körper geht Gewebe kaputt. Über die Blutgerinnung verstopft der Körper die kleinen Blutgefäße – dann hört das Bluten auf. Gleichzeitig stellt der Körper die Gefäße in dem Bereich der Verletzung enger, um den Blutfluss allgemein zu reduzieren.

Um dann im nächsten Schritt die Verletzung zu heilen, stellt der Körper die Gefäße wieder weit. So können über das Blut die wichtigen Nähr- und Baustoffe herbeischwimmen, sie sind für die Reparaturen nötig. Das erklärt auch, warum verletztes Gewebe zunächst gerötet aussieht. Und das ist auch der Grund, warum verletztes Gewebe oft überwärmt ist – viel Blut sorgt für viel Wärme. Während dieser Prozesse kann es durchaus dazu kommen, dass Gewebe miteinander verkleben. Und das sind die Stellen, die später vielleicht Störungen in der Bewegung ausmachen.

Zudem schwillt das Gewebe an dadurch, dass sich dort Flüssigkeit ansammelt. Das ist ein Grund dafür, warum die verletzten Stellen sehr schmerzempfindlich sind. Denn: Eine Schwellung erhöht den Druck im Gewebe und das führt dazu, dass wir Schmerzen spüren.

Eine normale Entzündung dauert etwa fünf bis zehn Tage (also eine „starke Woche"). In der Phase werden Sie die typischen Zeichen einer Entzündung an sich finden: Schwellung, erhöhte Temperatur, rote Verfärbung, Schmerz und Funktionsstörung. Diese Symptome sollten bei normalem Verlauf mit der Zeit weniger werden.

Erkrankungen des Bindegewebes

Da Bindegewebe im gesamten menschlichen Körper vorkommt, können sich Erkrankungen am gesamten Bewegungsapparat (in Gelenken, Muskeln, Nerven und auch in Fasziensystemen) zeigen.

Die Ursachen für Erkrankungen der bindegewebigen Strukturen sind noch nicht sicher geklärt, vermutlich spielen unterschiedliche Faktoren eine entscheidende Rolle. Zu den Verdächtigen gehören etwa hormonelle Schwankungen (vor allem bei Frauen) und psychisch-emotionaler Stress sowie intensive Sonneneinstrahlung. Auch eine genetische Vorbelastung wird diskutiert. Sicher ist allerdings, dass Fehlregulationen des Immunsystems Bindegewebserkrankungen auslösen und unterhalten können (sogenannte Autoimmunerkrankungen). Dabei richten sich die eigentlich normalen Reaktionen des Immunsystems gegen körpereigenes Gewebe. So entstehen häufig kleine Entzündungsherde in Gelenken, Muskeln oder Nerven.

Die Symptome sind vielfältig

Welche Symptome sich zeigen, hängt meist davon ab, welches Organ oder welcher Teil des Bewegungsapparates betroffen ist. Häufige Symptome sind unter anderem:

- gesteigerte Müdigkeit
- Gelenkschmerzen (ähnlich wie bei Rheuma)/auch Gelenkentzündungen
- Hautveränderungen (Rötungen/ Schwellungen/Berührungsempfindlichkeit/Verhärtungen)
- Muskelschmerzen (generalisiert oder lokal)
- Muskelschwäche
- unspezifische Entzündungszeichen, z. B. Fieber
- Bewegungssteifigkeit

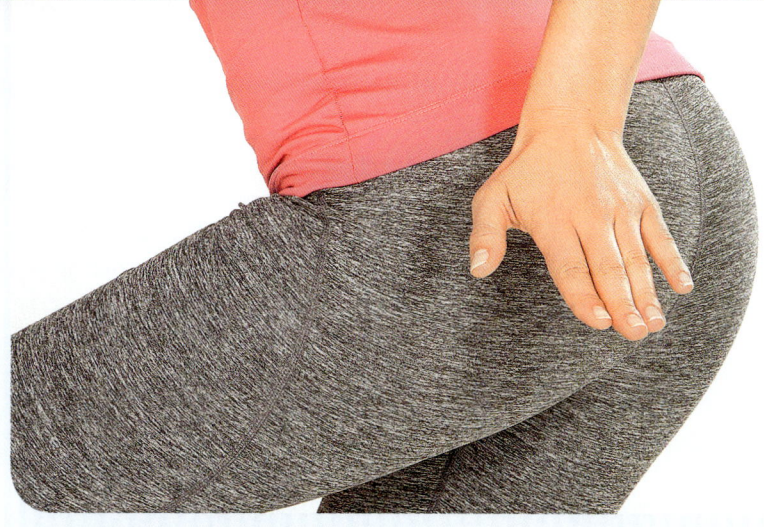

Erkrankungen des Bindegewebes werden auch unter dem Begriff „Kollagenosen" zusammengefasst. Diese Bezeichnung leitet sich aus einem wesentlichen Bestandteil des Bindegewebes ab: dem Kollagen.

Zellulite

Zellulite ist eine Formveränderung des Unterhautfettgewebes und der zugehörigen kollagenen Bindegewebsstrukturen (also einer Veränderung der Faszien). „Orangenhaut" ist ein Synonym dafür. Das Gewebe verliert seine Elastizität und weist kleine oder größer ausgeprägte Dellen auf. Diese Veränderungen finden sich meist am Oberschenkel und am Gesäß und sind lediglich ein kosmetisches Problem.

⌃ Auch bei weichem Bindegewebe sorgen Faszienübungen für straffe Ergebnisse.

Da der Grund für diese Veränderungen in den tieferen Haut-, Fett- und Faszienschichten liegt, helfen kosmetische Mittel (Cremes, Salben) nicht viel. Die effektivsten Behandlungsansätze sind:
- Durchblutung steigern.
- Körperfett reduzieren (am besten durch Training).
- Ernährung optimieren (ausgewogen, fett- und zuckerreduziert und vitaminreich).
- Regelmäßig trainieren (Ausdauersportarten wie Nordic Walking, Joggen, Wandern gekoppelt mit Kräftigungsübungen sind sehr effektiv).
- Die Faszien trainieren.

Was heißt eigentlich Schmerz?

Was ist Schmerz? Schmerz ist nicht greifbar. Schmerz ist individuell. Jeder Mensch hat eine eigene Schmerzwahrnehmung. Die Weltgesundheitsorganisation (WHO) definiert Schmerz so: „Schmerz ist eine unangenehme Sinneswahrnehmung, die mit tatsächlicher oder möglicher Gewebeschädigung einhergeht." Das bedeutet, Schmerz ist in erster Linie ein Warnsignal unseres Körpers, das uns darauf hinweisen soll, etwas zu verändern. Direkt übersetzt könnte ein Schmerzsignal wie folgt übersetzt werden: „Mach so weiter und es wird etwas kaputt gehen!" Wir tun also stets gut daran, auf die Schmerzen zu reagieren, die wir in uns und an uns wahrnehmen.

Schmerzen entstehen durch verschiedene Mechanismen. Der direkte Weg geht über eine Verletzung. Sie aktiviert die Schmerzrezeptoren unseres Körpers auf direktem Weg und wir nehmen den Schmerzimpuls wahr. Aber auch muskuläre Verspannungen, erhöhte Gewebespannung von Bindegewebe oder Haut, schlechte Durchblutung, „eingeklemmte" Nerven oder akute oder chronische Blockierungen in den Gelenken können schmerzhaft sein. Je länger einer dieser Reize auf unseren Bewegungsapparat einwirkt, desto wahrscheinlicher bilden wir Schmerzen aus.

Schmerzen können auch ein Hinweis auf eine ernsthafte Erkrankung oder Verletzung sein. Bei ungewöhnlich starken oder außergewöhnlich lang anhaltenden Schmerzen (dazu gehört alles, was länger als sieben Tage dauert, ohne sich zu verbessern) sollten Sie ärztlichen oder physiotherapeutischen Rat einholen, bevor Sie mit Übungen jedweder Form beginnen.

Den Schmerz beeinflussen

Schmerzempfindung ist in erster Linie eine Sache der Wahrnehmung. Unsere Wahrnehmung ist sehr variabel und wir können sie austricksen. Unser Körper hat verschiedene Rezeptoren (Reizaufnahmeorgane). Er besitzt neben den Schmerzrezeptoren auch Rezeptoren, die Temperaturen registrieren (Thermorezeptoren) oder die Druck und Bewegung aufnehmen (Mechanorezeptoren). Und auch wenn diese Rezeptoren Unterschiedliches wahrnehmen, nutzen sie häufig die gleichen Informationswege in das Nervensystem. Wichtig dabei: Nur der stärkste Reiz kommt zur Wahrnehmung durch. Sie spüren also entweder: „Mensch, ist das wieder kalt!" oder sie spüren: „Verflixt, tut das weh!" Deshalb kann man Schmerzen z. B. mit Kälte überlagern und die Schmerzwahrnehmung reduzieren. Dieses Verfahren findet sich vor allem in der Behandlung von akuten Sportverletzungen. Jeder, der sich einmal den Fuß verstaucht hat, kennt die schmerzlindernde Wirkung eines Kältepacks.

Eine weitere elegante Möglichkeit, um Schmerz zu reduzieren, ist mechanischer Druck oder Bewegung. Ein gutes Beispiel dafür ist das heftige Anstoßen des Oberschenkels an einer Tischecke. Das tut höllisch weh – und die erste Reaktion daraufhin ist: Sie reiben sich intensiv die angeschlagene Stelle am Oberschenkel. Was passiert? Der Schmerz lässt nach. Auch hier ist unser Körper mit der Empfindung von zwei starken Reizen (Schmerz und Druck) überfordert und lässt kurzzeitig nur den stärksten und für ihn interessantesten Reiz in das Nervensystem vordringen. Resultat: Schmerzlinderung! Genau dieses Prinzip macht sich auch

das Faszientraining zunutze und liefert Ihnen die Möglichkeit, aktiv in Ihre Schmerzempfindung einzugreifen und Ihre Schmerzen zu regulieren.

Recht einfache Erste-Hilfe-Maßnahmen, um einen akuten Schmerz zu überlagern, sind z. B.
- thermische Überlagerung: Durch Kälteanwendungen (Coldpack, Eiswürfel) oder Wärmeanwendungen (Heizkissen, Kirschkernsäckchen, Wärmflasche, Rotlicht);
- mechanische Überlagerung durch Bewegung. Bewegen Sie dazu den schmerzhaften Körperbereich (Arm, Bein oder auch die Wirbelsäule), reiben Sie die schmerzhaften Stellen oder klopfen Sie sie ab.

Das Training mit der Blackroll beeinflusst die vielen Nervenenden in den Fasziensystemen. Durch intensive mechanische Reize können Sie darüber Schmerzen vermindern. Dabei gilt die Regel: Je stärker Sie den mechanischen Reiz gestalten, desto weniger Aufmerksamkeit bleibt Ihnen für Wahrnehmung des Schmerzes übrig.

Wieder schmerzfrei durch Faszientraining

Stellen Sie sich Ihren Schmerzen. Die einzig richtige Strategie, die Sie langfristig entlastet, ist: Das Problem erkennen und angehen. „Tricksen" Sie dabei mit den Faszien.

Wer Schmerzen hat, schont sich, bewegt sich weniger und weicht schmerzhaften Bewegungen automatisch aus. Durch diese Vermeidungsstrategien entstehen zwangsläufig starke Verspannungen an Muskeln und an Faszien. Das seinerseits schränkt Bewegung und Beweglichkeit weiter ein. Das Problem: Immer wenn der Körper durch Schmerz, Muskelverspannungen und Bewegungseinschränkungen der Gelenke Zwangshaltungen und Ausweichmechanismen einnimmt, resultieren daraus einseitige Belastungen, die für weitere Schmerzen verantwortlich sein können. Und das ist ein Teufelskreis. Um daraus auszubrechen, müssen Betroffene diesen Schmerzkreis durchbrechen.

Der „Trick" des Faszientrainings besteht vor allem darin, den Schmerz mechanisch zu überlagern und zumindest durch Druck- und Zugreize das Schmerzempfinden zu reduzieren.

Nehmen wir das Beispiel Rückenschmerzen für diesen Kreislauf. Die große Lumbalfaszie (hintere Faszienkette) spannt sich von der Brustwirbelsäule über die Lendenwirbelsäule bis zum knöchernen Becken. Dabei umhüllt sie Muskeln, stützt die Wirbelsäule und schützt innere Organe durch ihre Elas-

geschont und unterversorgt, führen mit der Zeit schon eigentlich normale Bewegungsreize dazu, dass wir Schmerz stärker wahrnehmen. Zu beobachten ist das vor allem bei Menschen mit chronischen Rückenschmerzen. Deshalb ist ein wichtiges Element der Behandlung von Rückenschmerz, die Beweglichkeit und Elastizität der Lumbalfaszie zu verbessern. Und da sind Sie mit einem abgestimmten Faszientraining bestens beraten. Die Übungen bringen die oft fehlenden Reize auf die fasziale Struktur und regen die gewünschten Veränderungen an.

Faszientraining – der ideale Partner

Wir benötigen unsere Faszien bei jeder Sportart und belasten sie mitunter ordentlich. Nicht immer geben wir ihnen anschließend die erforderliche Erholungsphase. Faszien sind, was das Training, die Erholung und die Pflege anbelangt, noch die „Stiefkinder" des Körpers. Je nach Sportart belasten wir bestimmte Faszien besonders stark. An diesen Stellen steigt dann natürlich auch das Risiko für Überlastungen und schädigende Veränderungen.

tizität, durch ihre Funktionen bei der Bewegung des Rumpfes (Oberkörpers) und bei Kraftübertragungen auch im Sport. Bei Rückenschmerzen ist es generell so: Die Region der Lendenwirbelsäule verarmt in ihrer Bewegung, weil wir sie schonen. Bedingt durch diese reduzierte Bewegung verändert sich auch die Lumbalfaszie. Sie erhält weniger Bewegungsreize wie Druck und Zug und büßt Elastizität und Belastbarkeit für die Kraftübertragung ein. Die Krux: In dieser Situation führen kleinere Überlastungen bereits zu kleineren Verletzungen (sogenannte Mikrotraumen). Und das führt zu weiteren Schmerzen. Wird die Lumbalfaszie gar zu lange

Was sind belastete Fasziensysteme beim Laufsport?

hauptsächlich beanspruchte Muskulatur	belastete Faszienkette	Vorschläge für ein optimales Faszientraining
• primäre Bewegungs-muskulatur • Oberschenkelmuskeln • Schienbeinmuskulatur • Wadenmuskulatur • Schwungmuskulatur • Schulter-Arm-Muskeln • Stabilisatoren • Bauchmuskulatur • Beckenmuskulatur	• vordere Faszienkette (v. a. im Bereich der Beine) • hintere Faszienkette (v. a. im Bereich der Beine) • innere + äußere Faszienkette der Schulter-Arm-Region	• Rollout von Beinen und Schulter-Nacken-Arm-Region • Trigger-Anwendung an den Beinen • Massagetechniken (v. a. im Bereich der Lendenwirbelsäule)

Laufsport: Joggen und Walking

Bei jedem Laufsport ist das Fasziensystem der Beine gefordert. Die Beine tragen die Hauptlast (das eigene Körpergewicht) und bewerkstelligen die Fortbewegung. Die Arme dienen eher als Schwungmasse und unterstützen die Bewegung. Die Körpermitte (Becken- und Bauchregion) muss vor allem Stabilität aufbauen, um zwischen den Kraftanforderungen der Beine und der Schwungbewegung der Arme zu vermitteln. Das bedeutet, dass die Fasziensysteme von Armen und Beinen durch intensive Bewegung und Muskelaktivität belastet und in der Körpermitte hohe Spannungen zum Ausgleich dieser Kräfte entwickelt werden.

Ähnliche Belastungen ergeben sich auch bei Hausarbeiten wie Spülen, Staubsaugen, Regale abstauben oder die Sprudelkisten im Keller verstauen.

Der Kompromiss zwischen Bewegung und Stabilität erfordert funktionierende Fasziensysteme.

Was sind belastete Fasziensysteme bei Rückschlagsportarten?

hauptsächlich beanspruchte Muskulatur	hauptsächlich belastete Faszienkette	Vorschläge für ein optimales Faszientraining
• primäre Bewegungsmuskulatur • Schulter-Arm-Muskeln • sekundäre Bewegungsmuskulatur • Oberschenkelmuskeln • Schienbeinmuskulatur • Wadenmuskulatur • Stabilisatoren • Bauchmuskulatur • Beckenmuskulatur	• innere und äußere Faszienkette der Schulter-Arm-Region • vordere Faszienkette (v. a. im Bereich der Beine) • hintere Faszienkette (v. a. im Bereich der Beine) • seitliche Faszienkette	• Rollout von Beinen und Schulter-Nacken-Arm-Region • Trigger-Anwendung an den Beinen und in der Schulterregion • Massagetechniken (v. a. im Bereich der Lendenwirbelsäule und in der Schulter-Nacken-Region)

Rückschlagsport wie Tennis

Rückschlagsportarten arbeiten hauptsächlich mit den Armen und der Schulter-Nacken-Region. Die Bewegungen stellen viele Ansprüche an die Kraft, Elastizität und Beweglichkeit. Die Beinmuskulatur wird zudem durch schnelle und abrupte Starts und Stopps sowie Seitwärtsbewegungen in alle Richtungen belastet und aktiviert. Das verlangt auch dem Fasziensystem einiges ab.

Ähnliche Belastungen finden sich unter anderem in der Gartenarbeit, beim Graben, Jäten oder Harken wieder. Immer, wenn Bewegungen mit einer intensiven Beschleunigung und einer hohen Kraftanstrengung verbunden sind, wird auch den Faszien alles abverlangt.

Was sind belastete Fasziensysteme beim Schwimmen?

hauptsächlich beanspruchte Muskulatur	hauptsächlich belastete Faszienkette	Vorschläge für ein optimales Faszientraining
• primäre Bewegungsmuskulatur • Schulter-Arm-Muskeln • sekundäre Bewegungsmuskulatur • Oberschenkelmuskeln • Schienbeinmuskulatur • Wadenmuskulatur • Stabilisatoren • Bauchmuskulatur • Beckenmuskulatur	• innere und äußere Faszienkette der Schulter-Arm-Region • vordere Faszienkette (v. a. im Bereich der Beine) • hintere Faszienkette (v. a. im Bereich der Beine)	• Rollout Schulter-Nacken-Arm-Region • Trigger-Anwendung im Schulterbereich • Massagetechniken (v. a. im Bereich der Schulter-Arm-Muskeln und der Lendenwirbelsäule)

Schwimmen

Schwimmer brauchen vor allem kraftvolle Schulter-Arm-Bewegungen. An diese Region stellt der Sport auch die höchsten Ansprüche bei Kraft und Flexibilität. Aber auch die Kraft der Beine ist wichtig für den Antrieb.

Ähnlich schwungvolle Belastungen können auch im Alltag, z. B. beim Bettenmachen, beim Kissen ausschütteln oder beim Fenster putzen entstehen. Gerade bei diesen scheinbar alltäglichen Aktivitäten sind Belastungen der Faszienketten immer mit dabei. Daher sind auch besonders Übungen geeignet, die für den Schulter-Arm-Bereich mehr Elastizität und Kraft bringen.

Was sind belastete Fasziensysteme beim Radfahren?

hauptsächlich beanspruchte Muskulatur	hauptsächlich belastete Faszienkette	Vorschläge für ein optimales Faszientraining
• primäre Bewegungsmuskulatur • Oberschenkelmuskeln • Schienbeinmuskulatur • Wadenmuskulatur • Stützmuskulatur • Schulter-Arm-Muskeln • Stabilisatoren • Bauchmuskulatur • Beckenmuskulatur	• vordere Faszienkette (v. a. im Bereich der Beine) • hintere Faszienkette (v. a. im Bereich der Beine)	• Rollout von Beinen und Schulter-Nacken-Arm-Region • Trigger-Anwendung an den Beinen und Schultern • Massagetechniken (v. a. im Bereich der Lendenwirbelsäule)

Radfahren

Das Radfahren ist eine klar beindominante Sportart. Fahrer übertragen hohe Kraftmomente über die Beinmuskulatur an die umgebenden Faszien und auf die Gelenke (Kniegelenk und Hüftgelenk). Das kann für Veränderungen von Elastizität und Belastbarkeit der Fasziensysteme sorgen.

Auch bei alltagsnahen Aktivitäten wie z. B. Gehen oder Treppensteigen sind die Fasziensysteme der Beine in besonderer Art und Weise belastet. Um diese alltäglich nötigen Aktivitäten dauerhaft zu verbessern, sind Übungen mit der Blackroll hervorragend geeignet.

Was sind belastete Fasziensysteme beim Krafttraining?

hauptsächlich beanspruchte Muskulatur	hauptsächlich belastete Faszienkette	Vorschläge für ein optimales Faszientraining
• Ein gut geplantes Training trainiert alle Muskeln des Bewegungsapparates gleichermaßen.	• Krafttraining belastet alle Faszienketten.	• Rollout von allen Hauptfaszienketten • Trigger-Anwendung in besonders belasteten Regionen und an auffallend schmerzhaften Stellen • Massagetechniken

Krafttraining

Ein ausgewogenes Krafttraining beübt alle Muskelbereiche und kann immer durch ein Faszientraining sinnvoll begleitet werden. Da beim Krafttraining mit hohen Intensitäten trainiert wird, sollten Praktizierende immer auch mit einer Veränderung der Faszienstrukturen (z. B. durch einen Muskelkater) rechnen.

Was sind belastete Faszien beim Tanzen?

hauptsächlich beanspruchte Muskulatur	hauptsächlich beanspruchte Faszien	Vorschläge für ein optimales Faszientraining
• Tanzen beansprucht alle Muskeln und Gelenke gleichermaßen.	• Tanzen belastet alle Faszienketten.	• Rollout aller Hauptfaszienketten • Trigger-Anwendung in besonders belasteten Regionen und an auffallend schmerzhaften Stellen • Massage-Techniken

Tanzsport

Tanzen belastet durch teils schnelle, teils langsame Bewegungen mit grundlegender Körperspannung den gesamten Körper und damit auch alle Fasziensysteme. Besonders intensiv sind die Belastungen an den Beinen, etwa bei schnellen Schrittfolgen. Aber auch der obere Körperabschnitt kommt in der Belastungskette nicht zu kurz – etwa bei Hebefiguren oder schnellen Drehungen.

Bei diesen Bewegungen passiert es leicht, dass kleine Muskelverletzungen entstehen (Zerrungen, kleine Faserrisse). Gerade die können Sie sehr gut mit der Blackroll bearbeiten.

Der Test

Um sich fit und geschmeidig zu „rollen", sind geeignete Übungen wichtig. Die Auswahl richtet sich nach Ihren Zielen: Kraft, Ausdauer oder Beweglichkeit verbessern?

Für Ihr Training haben Sie sich also Ziele gesetzt. Das ist sehr gut so. Um nun möglichst effektive Übungen auswählen zu können, erhalten Sie die Anleitung für einige Testbewegungen. Die helfen Ihnen dabei, eventuelle Schwachstellen aufzuzeigen. Mit wenigen Übungen und Bewegungen testen Sie, wie elastisch Ihre Faszien und wie beweglich Ihre Muskeln und Gelenke sind. Über die Ergebnisse finden Sie die Übungen, die Ihnen am besten helfen werden. Die Suche nach Spannungen oder Unbeweglichkeiten hat noch einen weiteren Vorteil: Wenn Sie Ihre Ausgangssituation kennen, können Sie die Verbesserungen besser erkennen und

spüren, die Ihnen das Training gebracht hat. Je nachdem, ob Sie mit den Beinen, den Armen oder vermehrt mit dem Rumpf trainieren – für jeden Bereich finden Sie Tests. Wenn Sie sich „austesten", dann spüren Sie Ihrer verfügbaren Beweglichkeit nach: Bremst die Bewegung an einer Stelle? Treten irgendwo Spannungen auf? Fühlen Sie ein unangenehmes Ziehen? Schmerzt die Bewegung? Können Sie die Bewegung nicht vollständig durchführen? All diese Sinneswahrnehmungen sind wichtig für den Vergleich nach den Übungen. Natürlich können Sie die Beweglichkeit und die Elastizität Ihrer Muskeln und Faszien auch mit anderen Bewegungen

Wie Sie vorgehen: Sind Sie fündig geworden (etwa Spannungen und Unbeweglichkeiten in den Armen, Beinen oder im Rücken), suchen Sie sich auch schwerpunktmäßig Übungen für diese Körperbereiche aus. Ergänzen Sie das Programm aber unbedingt auch mit Übungen für andere Körperbereiche, um ein ganzheitliches Training zu gestalten. Schon kann es losgehen: Führen Sie die Testbewegungen in einer für Sie angenehmen Position aus. Beachten Sie dazu die Abbildungen. Nachdem Sie nun einen besseren Überblick über die Mobilität und Elastizität ihrer Körperregionen haben, können Sie sich an die Übungsauswahl machen und mit dem Training beginnen.

Nutzen Sie daher Ihre Erkenntnisse aus den eingeschränkten oder schmerzhaften Körperregionen, um die optimalen Übungen für die betroffenen Faszienketten auszuwählen. Der Erfolg eines Trainings steht und fällt mit einer guten Auswahl der Übungen! Wenn Sie die falschen Übungen für Ihre Beschwerden gewählt haben, wird auch der Erfolg bescheiden ausfallen. Passen Sie daher Ihre Auswahl immer wieder neu an Ihre Situation an! Denn: Ihr Körper verändert sich – und Ihre Übungen.

testen, bei denen Sie im Alltag Auffälligkeiten wahrnehmen. Achten Sie darauf, wie es sich anfühlt, wenn Sie eine Sprudelkiste anheben, die Einkaufstaschen nach Hause schleppen oder wo es zwickt oder spannt, wenn Sie in Ihre Jacke schlüpfen. Achten Sie dabei generell auf Symptome wie:

- Spannung?
- Schmerzen?
- Steifigkeit?
- Unangenehmes Bewegungsgefühl?
- Brauchen Sie viel Kraft für die Bewegung?
- Weichen Sie der Bewegung aus?
- Unbeweglichkeit
- kribbeliges Gefühl

Beintest im Stand

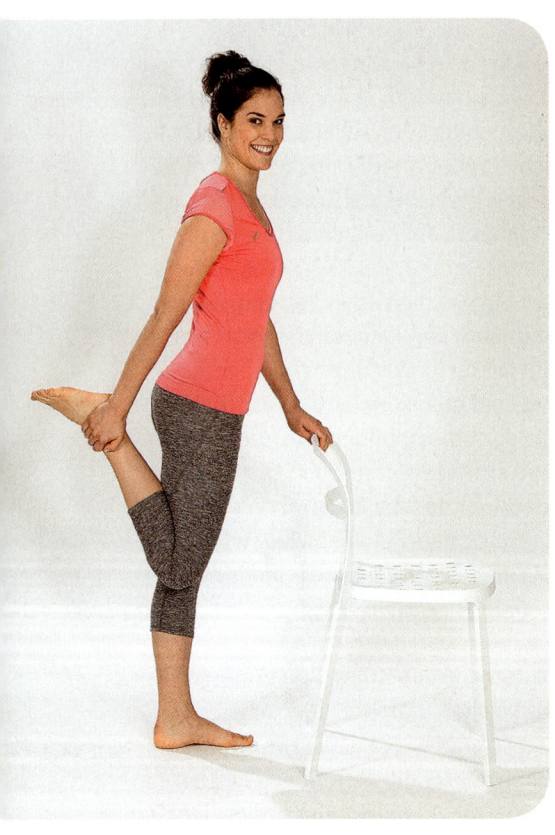

⌃ Testen Sie Ihre Beine: Wenn Sie nicht mit den Händen an den Knöchel kommen, nehmen Sie ein Handtuch als Verlängerung zu Hilfe.

Mit dem Test schätzen Sie die Beweglichkeit in Knie- und Hüftgelenken ein. Auch gibt er Ihnen eine gute Auskunft über die Elastizität Ihres vorderen Oberschenkelmuskels.

● Halten Sie sich im Stehen an einer Stuhllehne oder einer Tischplatte fest. Nun beugen Sie ein Bein im Kniegelenk nach hinten an (Ferse zum Gesäß nehmen). Halten Sie den Fuß am Knöchel fest und bringen Sie den Oberschenkel weiter nach hinten. Sie spüren, wie eine Spannung an der Oberschenkelvorderseite entsteht. Danach testen Sie die andere Seite.

Prüfen Sie dabei die Spannung auf der Oberschenkelvorderseite und in der Leiste. Sie sollten beide Knie und Hüftgelenke etwa gleich gut bewegen können. Und die Spannung auf der Oberschenkelvorderseite sollte ebenfalls etwa gleich groß sein. Stellen Sie dabei einen Seitenunterschied fest, führen Sie spezielle Faszienübungen für die Knie- und Hüftregion durch.

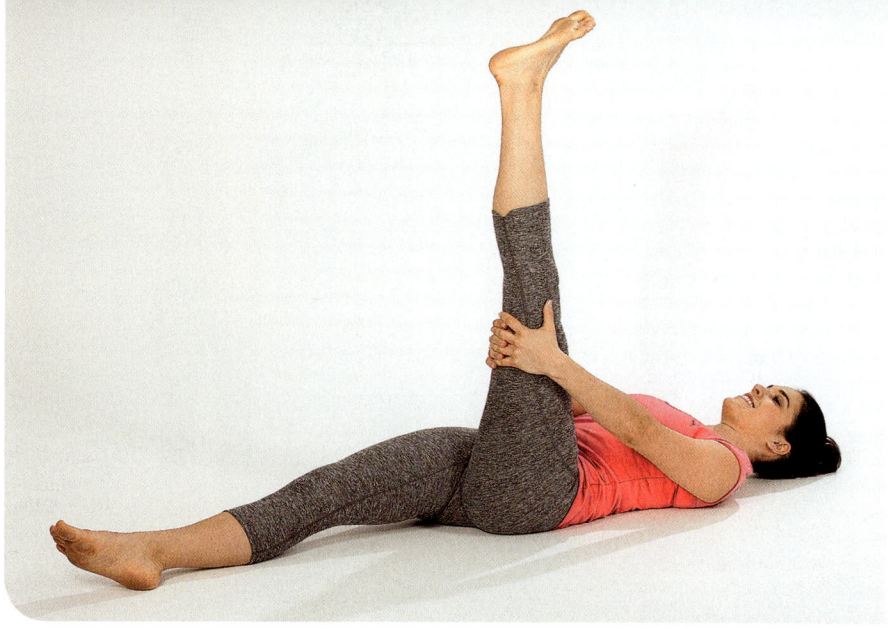

Beintest in Rückenlage

Dieser Test zeigt Ihnen, wie beweglich Ihre Knie- und Hüftgelenke sind. Er beurteilt vor allem die Elastizität Ihrer Muskulatur und der Faszien auf der Oberschenkelrückseite. Ebenso zeigt sich, wie beweglich der Ischiasnerv ist. Denn er muss sich bei dieser Bewegung gegen das umliegende Gewebe und die Faszien mitbewegen.

● Legen Sie sich flach auf den Rücken. Beugen Sie ein Bein an, fassen mit beiden Händen unter die Kniekehle, und dann strecken Sie das Bein im Kniege-

⬆ Testen Sie Ihre Beine: Sie dürfen durchaus mit dem Oberkörper dem Knie ein bisschen entgegenkommen.

lenk nach oben. Danach testen Sie die andere Seite.

Prüfen Sie dabei die Spannung der Oberschenkelrückseite, die in der Kniekehle sowie die Spannung über dem Gesäß (eventuell bis in den unteren Rücken hinein). Die Bewegung sollte auf beiden Seiten gleich groß möglich und gespannt sein. Stellen Sie einen Unterschied fest, sollten Sie die Übungen für die Oberschenkelrückseite berücksichtigen.

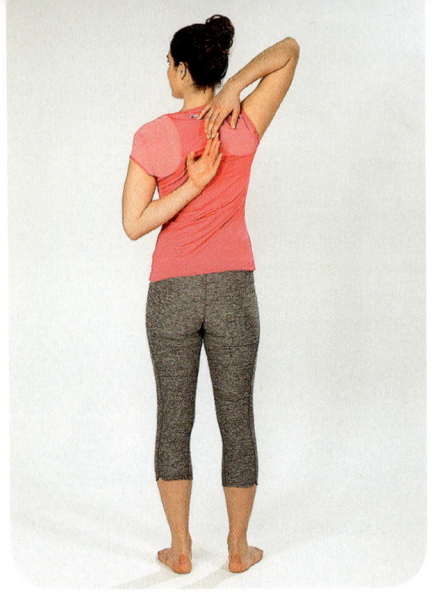

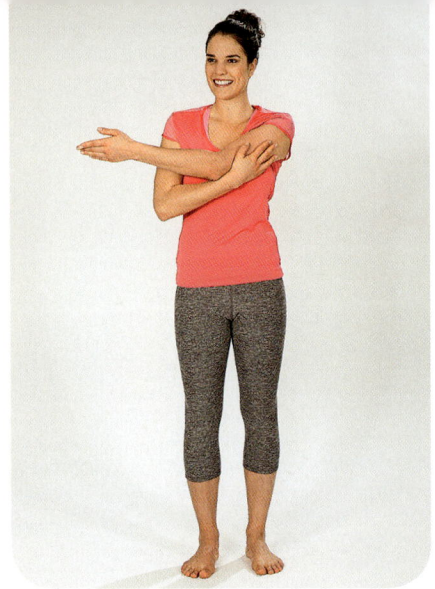

⌃ Testen Sie Arm und Schulter: Um zu sehen, wie Sie die Hände annähern können, stellen Sie sich vor einen Spiegel.

⌃ Testen Sie Ihre Arme: Achten Sie darauf, dass Sie nicht den Oberkörper nach rechts oder links verdrehen!

Schulter-Arm-Test im Stand

Dieser Test zeigt, wie beweglich Ihre Schultergelenke sind und wie elastisch die Schulter-Arm-Muskeln.

Test 1: Geben Sie sich hinter dem Rücken die Hände: Eine Hand greift von oben über die Schulter, die andere Hand von unten nach oben. Dann wechseln Sie die Hände. Prüfen Sie die Spannung. Fühlen Sie, wie viel noch fehlt.

Test 2: Strecken Sie den linken Arm vor dem Körper nach rechts. Greifen Sie mit der rechten Hand den linken Oberarm und drücken Sie den linken Arm weiter nach rechts. Danach mit der anderen Seite wiederholen. So testen Sie die Beweglichkeit der Schultergelenke und die Elastizität der Armmuskeln. Prüfen Sie die Spannung auf der Rückseite des Oberarms.

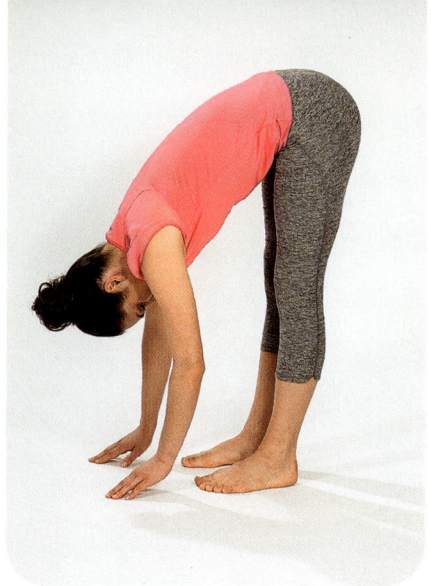

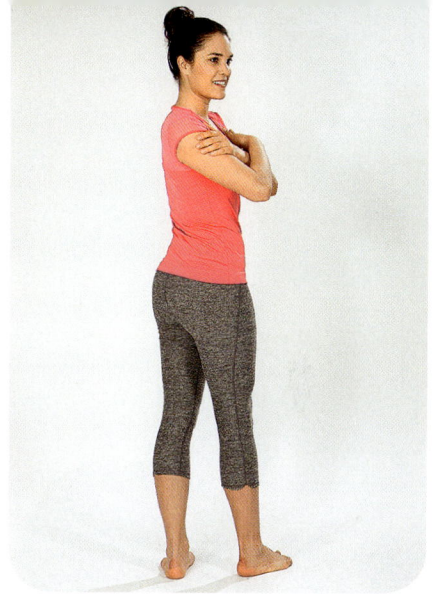

⬆ Testen Sie Rumpf und Wirbelsäule: Nach einigem Training werden Sie merken, wie gelenkig Sie werden.

⬆ Testen Sie Rumpf und Wirbelsäule weiter. Achten Sie darauf, dass Sie das Gesäß gerade halten.

Rumpf-Wirbelsäulen-Test

So testen Sie das allgemeine Bewegungsverhalten der Lenden-Becken-Hüftregion (LBH-Region).

Test 1: Beugen Sie den Oberkörper bei gestreckten Beinen nach vorne unten: Versuchen Sie, die Fingerspitzen an den Boden zu bringen. Prüfen Sie die Spannung in der Lendenregion. Schätzen oder messen Sie den Abstand der Fingerspitzen bis zum Boden.

Test 2: Verschränken Sie die Arme vor der Brust und drehen Sie den Oberkörper nach rechts und links. Vergleichen Sie die zwei Bewegungsrichtungen: Spannung? Steifigkeit? Schmerzen? Prüfen Sie die Spannung jeweils auf der Gegenseite der Drehrichtung. Damit testen Sie zum einen die Drehfähigkeit Ihrer Wirbelsäule und gleichzeitig auch die Elastizität Ihrer Faszien bei einer Drehbeanspruchung.

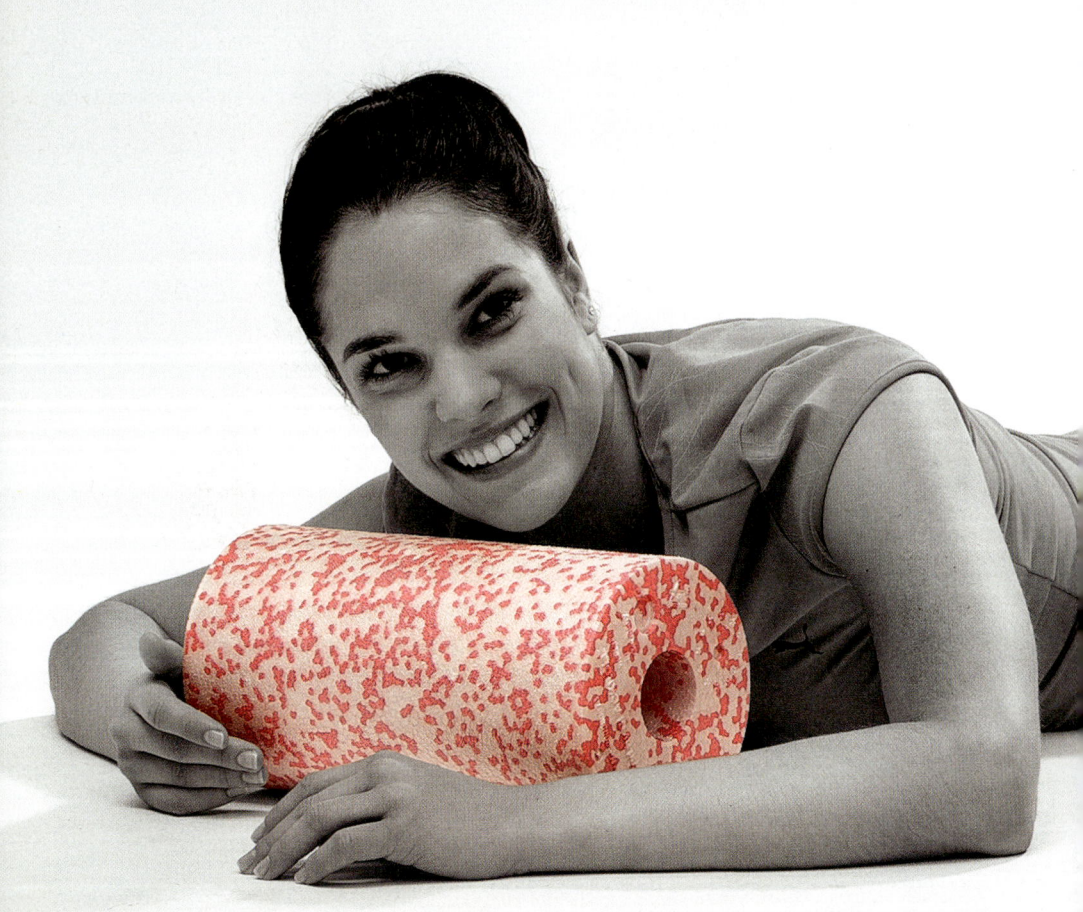

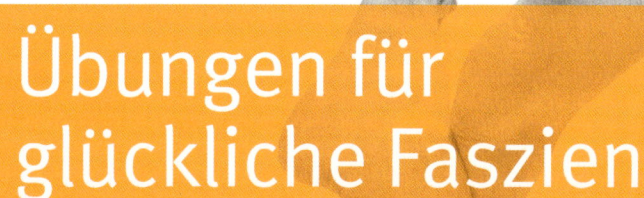

Übungen für glückliche Faszien

Ein Training für alle Fälle: Mit oder ohne Gerät können Sie massieren, entspannen, mobilisieren, kräftigen, dehnen. Was möchten Sie noch mehr?

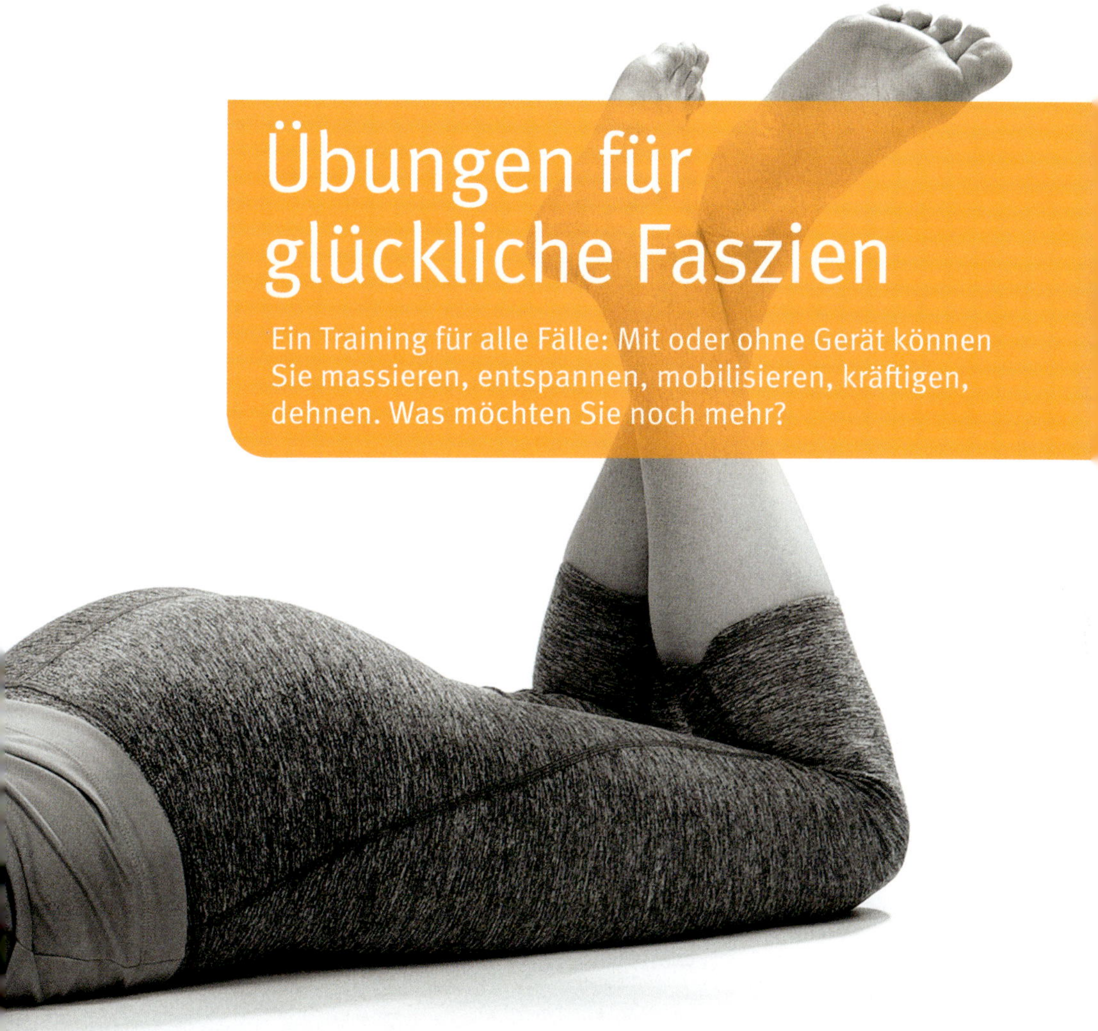

Trainieren mit der Blackroll

Mit dem Test haben Sie herausgefunden, welche Ihrer Körperregionen besonders von einem Faszientraining profitieren würden. Legen Sie jetzt los!

Ihre Faszien können Sie mit oder ohne Geräte trainieren. Übungen ohne Geräte arbeiten vor allem mit Bewegungen, die großen mechanischen Einfluss auf die bindegewebigen Strukturen haben. Oft sind diese Einheiten den üblichen Dehnungsübungen recht ähnlich.

Das Faszientraining mit Geräten hat andere Vorteile. Es setzt zusätzlich zu den Spannungsreizen auch dynamische Reize – und zwar als Druck – auf das Gewebe. Das hat einen angenehmen Massageeffekt und dient dazu, Muskulatur und Faszien zu entspannen und zu lockern. Viele Übungen mit der Blackroll stellen zudem hohe Anforderungen

an Ihre Koordination! Das wiederum verbessert das Gleichgewicht und das Körpergefühl. Ebenso fördern die Übungen die Körperkraft.

Beginnen Sie das Training zunächst mit leichten Übungen. Mit solchen, die Sie nicht als zu intensiv oder unangenehm empfinden. Wenn Sie in das Training einsteigen, arbeiten Sie am besten nicht sofort mit Ihrem ganzen Körpergewicht auf der Blackroll. Machen Sie anfangs kleine Bewegungen. Die Übung macht den Meister. Erst wenn Sie sich sicher fühlen und trainiert sind, begeben Sie sich an die intensiven Varianten des Trainings.

entspannt. Dabei können sich auch Verklebungen lösen, wie sie vor allem nach kleineren Verletzungen (z. B. nach einem Muskelkater) entstehen. Diese Effekte beugen auch Verletzungen vor und machen den Organismus in ihrer Sportart oder auch im Verrichten alltäglicher Aufgaben wieder belastbarer.

Spüren Sie Ihren Körper!

Die Übungen bringen intensives Bewegungserleben. Dadurch steigt unter anderem die Fähigkeit, den eigenen Körper wahrzunehmen und es verbessert die Koordination. Alle Techniken lassen sich – auch im Sinne von Massagetechniken – mit mehr oder weniger Druck durchführen.

Die Effekte der Blackroll sind vielschichtig. Das einfache Rollen (Rollout) über die Blackroll bewirkt einen sofort spürbaren Massageeffekt auf das Gewebe.

Das steigert die Durchblutung – mit den zugehörigen Positiveffekten:
- verstärkter Einbau von Nähr- und Baustoffen
- verstärkter Abtransport von Abfallstoffen

Gleichzeitig bewegt der mechanische Druck die Schichten des Fasziensystems gegeneinander, was – sofern regelmäßig trainiert – die Faszienstruktur

Was ist möglich mit der Blackroll?

Mit der Blackroll können Sie verschiedene Trainings vornehmen. Dazu gehören Übungen, die einer Massage gleichkommen. Das Ziel ist dann, die Muskeln zu entspannen und die Faszien wieder beweglicher und gleitfähiger zu machen. Ebenso können Sie Übungen wählen, die die Gelenkbeweglichkeit verbessern – sogenannte Mobilisationsübungen. Nicht zuletzt eignet sich die Blackroll aber auch als Trainingsmittel, um Kraft, Ausdauer und Koordination zu steigern.

Rollout

Heißt „ausrollen". Dabei rollen Sie Ihren Körper so lange über die Blackroll, bis er entspannt und geschmeidig wird. Beispiel: Beginnen Sie mit einer entlastenden Position. Das heißt, Sie unterstützen Ihr Körpergewicht mit Armen oder Beinen so, dass nicht das gesamte Gewicht Ihres Körpers auf die Blackroll drückt. Spüren Sie, wie Sie beweglicher werden und sich Ihr Körper an diese Übungen gewöhnt, können Sie mehr Druck in das Rollout bringen und während der Bewegung mehr Körpergewicht auf der Rolle ablegen. Starten Sie mit jeweils 8–10 Wiederholungen pro Übung und steigern Sie langsam. Wenn die Bewegungen zu Beginn noch sehr unangenehm sind, können Sie die Wiederholungen auch auf 3–5 reduzieren. Wie beim „Teig ausrollen" werden Sie spüren, wie Ihre Faszien entspannt um die Blackroll fließen. Das ist ein tolles Gefühl!

Mobilisation

Sie können die Blackroll auch bei Bewegungsstörungen einsetzen, um die betroffenen Stellen zu mobilisieren. Dazu platzieren Sie den Körperteil, den Sie mobilisieren möchten, so auf der Blackroll, dass die Bewegung durch die Blackroll unterstützt und forciert wird. Streben Sie eine anfängliche Wiederholungszahl von 8–12 bei den Übungen an. Sie können sie im weiteren Verlauf auch auf 15–25 Wiederholungen steigern.

Koordination/Kräftigung

Die Blackroll können Sie wegen ihrer beweglichen rollenden Eigenschaft auch als „Workout-Tool" nutzen. Mit ihr lassen sich bewegliche Untergründe schaffen, die eine enorme Stabilisationsarbeit Ihrer Muskeln erfordern. Für jede Form der Stabilisation (z. B. dem Erhalt des Gleichgewichts auf unebenen Untergründen) ist ein optimales Zusammenspiel der Muskulatur erforderlich. Werden diese Fähigkeiten trainiert, baut die Muskulatur automatisch auch mehr Leistungsfähigkeit, sprich: Kraft, auf. So trägt das Faszientraining auch dazu bei, die Kraft auch für alltägliche Bewegungen zu steigern.

Triggern

Trigger-Punkte sind spezielle Bereiche im Gewebe, in denen hohe Spannungen mit Schmerzpotenzial herrschen. Diese Bereiche können Sie punktuell mit den Blackroll-Bällen bearbeiten. Positionieren Sie den Ball an einem Punkt, bauen Sie Druck auf und behalten Sie ihn so lange bei, bis der Schmerz deutlich nachlässt und/oder bis sich das Gewebe spürbar entspannt. Sie können den Druck komplett ohne Bewegung einfach nur für 10 bis maximal 120 Sekunden halten, oder Sie führen auch kleine Bewegungen (20–60 „Mini"-Bewegungen) an dem Druckpunkt durch. Die Bewegung bewirkt eine Veränderung der Muskelspannung. Diese Veränderung, zusammen mit dem gehaltenen Druckpunkt, trägt ebenfalls häufig zu einer anhaltenden Entspannung des schmerzhaften Bereiches bei. Testen Sie beide Varianten – es tut gut.

Welche Trainingsgeräte gibt es?

Zum Faszientraining haben sich in der physiotherapeutischen Praxis und in der Sportlerbetreuung vor allem die Blackroll-Produkte bewährt.

Die kleinen Geräte bieten so viel bei:

- akuten Verletzungen, bei denen Sie jedoch ausschließlich unter therapeutischer Anleitung und Aufsicht trainieren sollten,
- chronischen Bewegungsstörungen,
- allgemeinen Verlusten der Elastizität und Beweglichkeit oder
- einfach nur, weil das Training mit der Blackroll so guttut.
- chronischen und akuten Schmerzen
- Nervenstörungen

Für den normalen Trainingsbereich und für Menschen mit geringen körperlichen Beschwerden eignet sich die Blackroll Standard hervorragend als Trainingsgerät. Sind die Beschwerden stark und das Bindegewebe unelastisch, ist die etwas weichere MED-Version zu empfehlen. Damit können Sie die Übungen mit einer etwas geringeren Intensität und etwas weniger Druck auf die Faszien ausführen. Der fortgeschrittene Sportler möchte vielleicht die Intensität bei den Übungen ausreizen. Dann wird er den höheren Härtegrad der Blackroll PRO sehr zu schätzen wissen. Aber auch bei einem höheren Körpergewicht ist die härtere PRO-Version das Trainingsgerät der Wahl, da sie bis zu 160 Kilogramm belastbar ist.

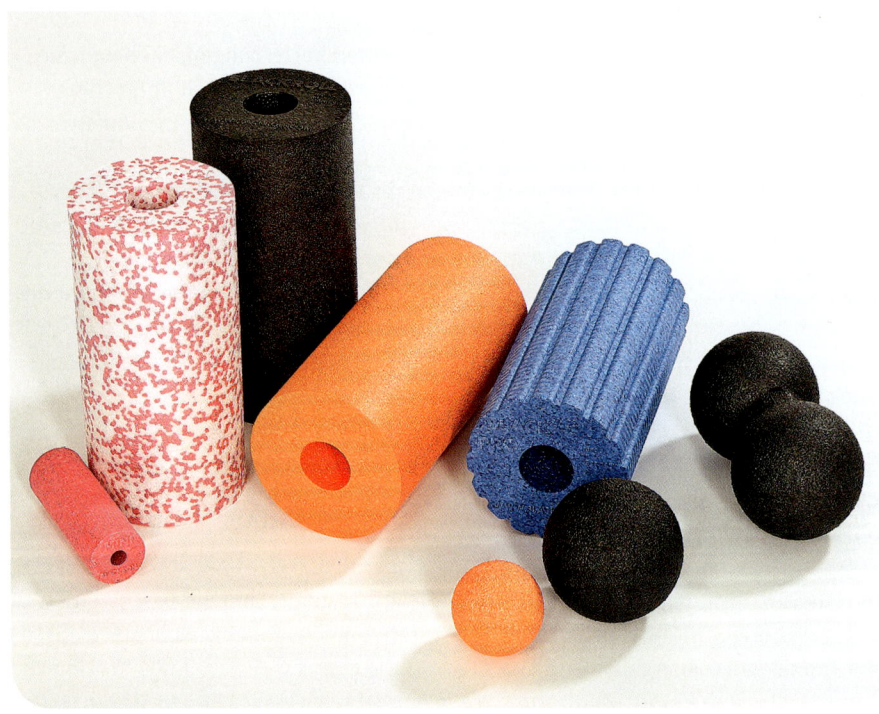

⬦ Die Blackroll-Familie: Die große Blackroll ist das Standardgerät. Sie ist in unterschiedlichen Härtegraden erhältlich.

Es geht auch ohne Blackroll

Ihrer Fantasie sind keine Grenzen gesetzt. Jeder harte, zylindrische Gegenstand, kann eine Alternative sein – auch wenn es sich „nur" um eine Papprolle oder um ein Nudelholz handelt. Auch jeder härtere Ball eignet sich als Alternative zum Blackroll-Ball. Beispiele sind:

- Tennisball
- Schwimmnudel
- Igelball
- Nudelholz
- Golfball (für ganz Hartgesottene)
- Pilatesrolle

Die Blackroll hat so viele Varianten wie das Training.

Blackroll	Länge/Durchmesser	Härtegrad/Besonderheit
Blackroll Standard	30 cm / 15 cm	mittlere Härten für alle Anwendungen
Blackroll MED (soft)	30 cm / 15 cm	20–30 % weicher als die Standardversion
Blackroll PRO (hard)	30 cm / 15 cm	40–50 % härter als die Standardversion
Blackroll GROOVE Standard	30 cm / 15 cm	die gerillte Oberfläche vibriert auf hartem Untergrund und fördert die Durchblutung
Blackroll GROOVE PRO (hard)	30 cm / 15 cm	40–50 % härter als die Standardversion
Blackroll BLOCK	30 cm	Mehrzweck-Tool
Blackroll MINI	15 cm / 5,2 cm	speziell für Füße, Beine, Arme, Hände
Blackroll-Ball (klein/groß)	Durchmesser 8 cm + 12 cm	speziell für Füße, Beine, Arme, Hände oder zur Behandlung der Trigger-Punkte
Blackroll-Duo-Ball	16 × 8 × 8 cm 27 × 12 × 12 cm	spezielle Anwendung am Rumpf (Wirbelsäule) und an den Beinen

Der große Vorteil der Blackroll-Produkte ist allerdings die Qualität des Materials, die einen idealen Kontakt zur nackten Haut ermöglicht. Das Kunststoffmaterial bietet Rutschfestigkeit, ohne an der Haut zu kleben. Es ist sehr stabil, abriebfest und sehr gut zu reinigen und zu desinfizieren. Damit steht einem Training nichts mehr im Wege. Durch die verschiedenen Größen und Formen der Blackroll-Produkte lassen sich die Übungen an alle Körperregionen anpassen. Darüber werden die einwirkenden Kräfte optimal auf das Fasziengewebe verteilt und ein effektives Training möglich. Und wenn Sie sich anfangs nicht sicher sind, welches Gerät für Sie das Beste ist, dann probieren Sie es eben aus – z.B. mit Nudelholz oder Igelball.

Rollout: Regenerieren und entspannen

Nun finden Sie viele Übungen, mit denen Sie Ihr Training gestalten können. Teilweise sind die Übungen als kleine Programme zusammengefasst. Lassen Sie sich inspirieren!

Der Aufbau bei den Übungen ist dabei: Der Anspruch ist steigend. Beginnend mit den klassischen Basisübungen im Liegen und im Stehen folgen Übungen für die Kräftigung und Koordination mit höherer Intensität und koordinativem Anspruch. Zudem zeigen wir Ihnen mögliche Trigger-Techniken für Muskelbereiche, die gerne verkürzen und verhärten.

Es ist durchaus sinnvoll, Übungen aus allen Bereichen in Ihrem Trainingsprogramm zusammenzufassen. So erhalten Sie eine größere Flexibilität und ganz nebenbei bemerkt: So macht das Training auch mehr und vor allem länger

Spaß! Der Spaßfaktor ist bei jeder sportlichen Aktivität schließlich nicht unerheblich. Er ist der Motor unseres Bewegungstriebs, und wenn der einmal ins Stocken gerät, ist es meist schnell vorbei mit dem Sport.

Üben Sie anhand der Ganzkörperprogramme oder arbeiten Sie sich einmal durch alle Übungen hindurch. So finden Sie heraus, was Ihnen besonders guttut. Alles, was neu ist, fordert uns heraus und motiviert uns. Also gestalten Sie Ihr Training immer wieder ein wenig um. Nehmen Sie neue Übungen hinzu. Lassen Sie ungeliebte Übungen weg. Würfeln Sie Ihre Übungen einmal kräf-

schlagen werden. Dabei kann die Hüfte noch auf dem Boden verbleiben.

- Maximale Intensität erreichen Sie beim Faszientraining mit der Blackroll, wenn Sie z. B. auch die Hüfte vom Boden abheben. Dann wirkt das gesamte Körpergewicht auf die Blackroll und verstärkt den Druck. Zudem fordern diese Übungen eine enorme Stütz- und Stabilitätsfunktion, wodurch sie intensiver werden.

Führen Sie die Rollout-Basisübungen der Reihe nach durch und spüren Sie dabei nach, welche Übungen bei Ihnen besonders auffällig sind. Beispiel: Ein Faszien-Rollout kann zu Beginn recht schmerzhaft sein. Dieser Schmerz sollte jedoch ausschließlich während der Rollbewegung auftreten und nach Ende der Übung sofort wieder nachlassen.

tig durcheinander oder arbeiten Sie sich rückwärts durch den Trainingsplan.

Um zu regenerieren und zu entspannen, eignen sich vor allem die Rollout-Basisübungen. Dabei können Sie die Intensität der Übungen selbst wählen:

- Für eine geringe Intensität findet das Rollout z. B. nur an einem Bein statt, während das andere Bein noch am Boden liegt oder dabei hilft, den Oberkörper zu stabilisieren. Ein Bein nimmt also etwas Druck von der Blackroll.
- Die Intensität wird gesteigert, wenn z. B. beide Beine auf der Blackroll liegen oder sie sogar übereinanderge-

Anfangs nicht zu oft rollen!

Zum Einstieg in ein Faszien-Rollout hat es sich bewährt, bei jeder Übung zwischen 8–10 Rollbewegungen durchzuführen. Im fortgeschrittenen Bereich können Sie auch mehr Wiederholungen (15–25 Wiederholungen) machen.

Rollout der Wade

● Setzen Sie sich auf den Boden und legen die Rolle unter den Unterschenkel. Rollen Sie eine Wade ohne zusätzliche Gewichtsbelastung oder zu starken Druck über die Blackroll, möglichst von der Ferse bis zur Kniekehle. Unter Umständen müssen Sie dazu auf dem Boden etwas mitrutschen.

Eine etwas höhere Intensität des Drucks erhalten Sie, wenn Sie beide Beine übereinanderschlagen. Durch das Auflegen des einen Beines erhöhen Sie den Druck und damit den Effekt des Rollouts auf die Faszie. Auch in dem Fall rollen Sie von der Ferse bis zur Kniekehle. Sie können zu Beginn auch eine kleinere Bewegung ausführen.

Tipp: Vor allem für Läufer ist ein regelmäßiges Rollout der Wade im Bereich der Achillessehne sehr zu empfehlen.

Intensives Waden-Rollout: Das Rollout der Wade wird besonders intensiv, wenn Sie beide Beine auf der Blackroll haben (nebeneinander oder überkreuzt), dabei die Hüfte abheben und sich mit den Händen abstützen. Damit erhöhen Sie den Druck auf die Rolle um Ihr Körpergewicht. Rollen Sie in der Position von der Ferse bis zur Kniekehle und zurück. Beachten Sie: Der Druck kann am Anfang schmerzhaft, sollte aber gut auszuhalten sein.

◆▸ 1. Sanftes Rollout der Wade: Beginnen Sie langsam und geben Sie nicht zu viel Druck auf die Rolle.

2. Intensives Rollout der Wade: Diese Übung trainiert gleichzeitig die Arm- und Bauchmuskulatur.

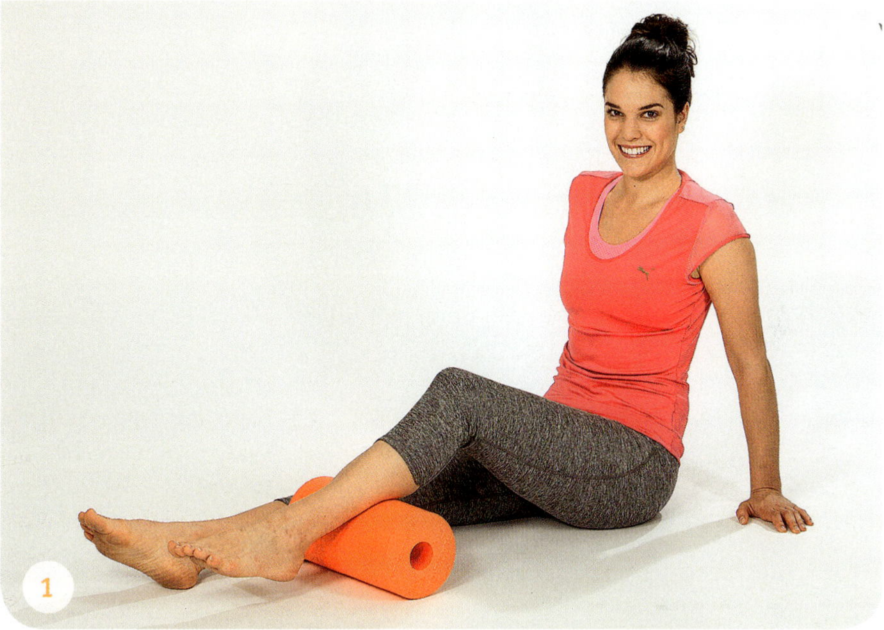

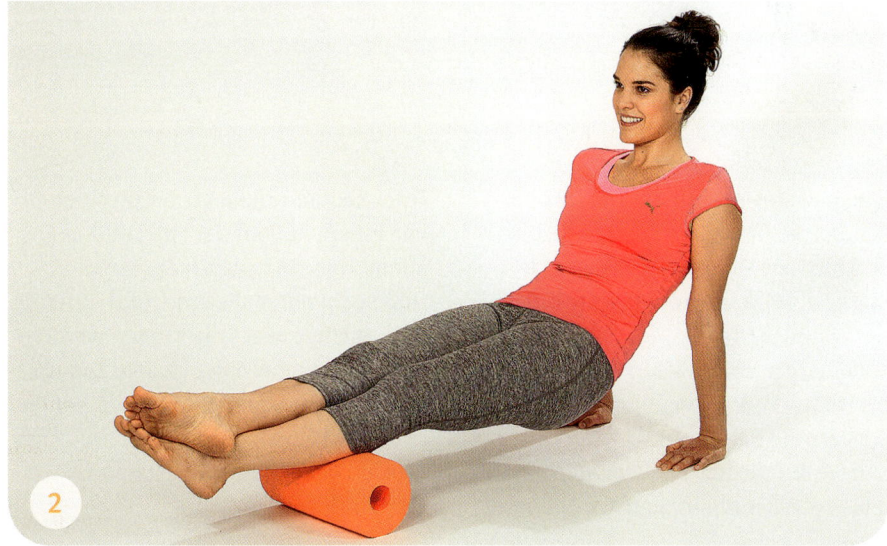

1

2

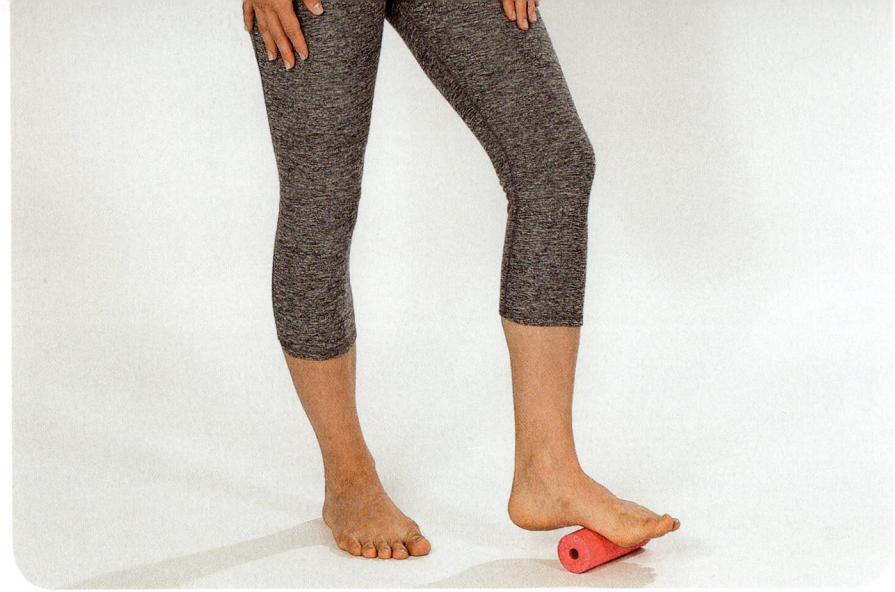

⚠ Rollout der Fußsohle: Mit dieser Übung tun nicht nur Läufer ihren Füßen Gutes.

Rollout der Fußsohle

Ein einfaches Rollout der Fußsohle können Sie im Stehen oder im Sitzen durchführen. Dazu geeignet ist eine Blackroll MINI oder ein Blackroll-Ball.

● Rollen Sie den Fuß von der Ferse bis zu den Fußballen über die Rolle. Steigern Sie dabei langsam den Druck, den Sie auf die Rolle geben. Machen Sie 8 bis 10 Wiederholungen der Rollbewegung mit jedem Fuß.

Tipp: Radfahrer und Läufer profitieren von einem Rollout der Fußsohle, vor allem, weil sie dadurch die Mittelfußknochen mobilisieren. Und nicht zuletzt High-heel-Trägerinnen werden dankbar sein für diese Übung. Zudem ist die Übung angenehm für die Nerven in dieser Region, denn diese Strukturen werden bei den genannten Sportarten sehr stark beansprucht.

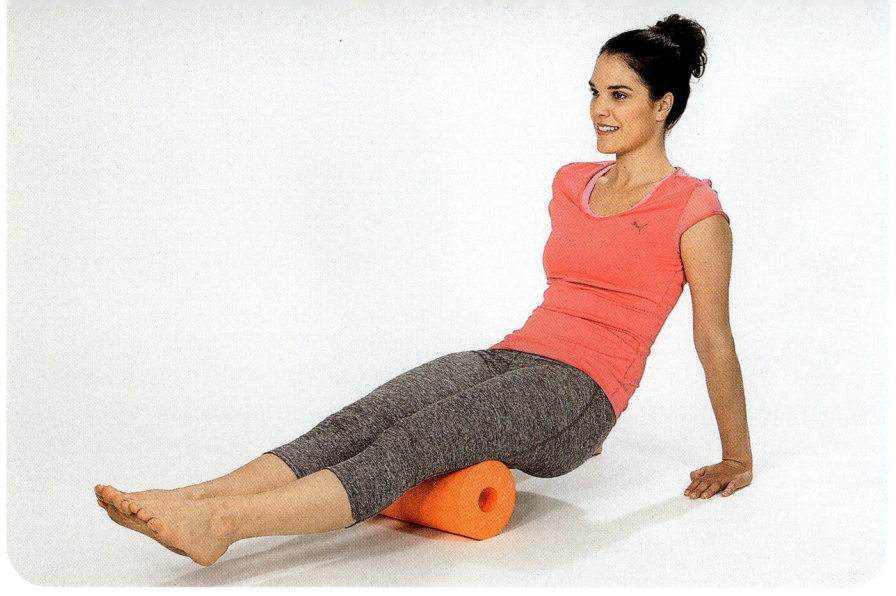

⬥ Rollout der Oberschenkelrückseite: Bei dieser Übung trainieren sehr viele Muskelpartien Ihres Körpers – denn Sie müssen ja die Spannung halten.

Rollout rückseitiger Oberschenkel

● Setzen Sie sich auf den Boden und legen die Rolle unter. Für dieses Rollout müssen Sie die Hüfte anheben. Um sich zu gewöhnen, können Sie das Rollout zu Beginn mit nur einem Bein durchführen. Mit dem zweiten Bein stützen Sie sich ab. Dazu stellen Sie den Fuß neben der Rolle auf.

Die Intensität der Übung steigern Sie, indem Sie beide Oberschenkel auf der Blackroll ablegen, wobei sich die Druckintensität schön flächig verteilen kann. Möchten Sie die Intensität weiter steigern, überkreuzen Sie einfach die Beine und führen das Rollout durch.

Tipp: Für Fußballspieler, Verkäufer im Einzelhandel und Lehrer oder auch einfach für mehr Bewegungsreserven ist ein intensives Rollout der Oberschenkelrückseite zu empfehlen.

Rollout außenseitiger Oberschenkel

● Legen Sie sich seitlich auf den Boden und positionieren Sie die Rolle. Sie stützen sich dabei auf dem Unterarm ab. Beachten Sie: Für dieses Rollout sollte der Untergrund so beschaffen sein, dass Sie rutschen können. Seitlich rollen Sie von unterhalb des Hüftknochens bis in den seitlichen Oberschenkel. Wenn Sie den Druck etwas reduzieren möchten, stellen Sie das obere Bein vor dem Körper auf dem Boden auf.

Tipp: Ein Rollout der seitlichen Oberschenkelregion ist vor allem für Läufer, Schlittschuhläufer und Inlineskater eine wichtige Übung.

Intensives Rollout: Wenn Sie die Füße vom Boden lösen und die Beine anheben, lastet das gesamte Gewicht auf dem Druckpunkt der Blackroll. Das löst hervorragend hartnäckige Verklebungen am seitlichen Oberschenkel. Beachten Sie: Bei allen drei Übungen kann der Druck am Anfang schmerzhaft sein.

▶ 1. Rollout der Oberschenkelaußenseite: Legen Sie sich gerne ein Kissen unter den Unterarm, wenn der Druck auf die Knochen zu stark wird.

2. Rollout für den Muskel namens Traktus: Diese Variante nimmt etwas Druck vom Oberschenkel.

3. Intensives Rollout des Muskels namens Traktus: Das ist definitiv nichts für Anfänger, aber eine gute Übung – auch für das Gleichgewicht.

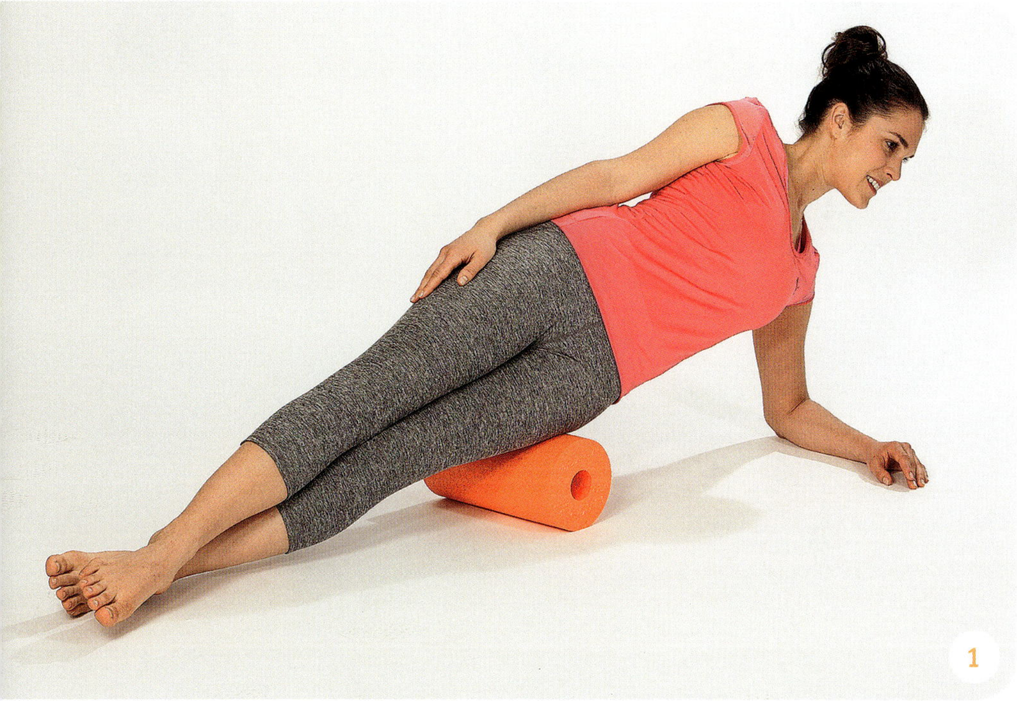

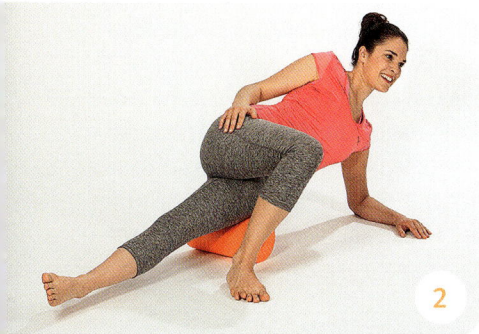

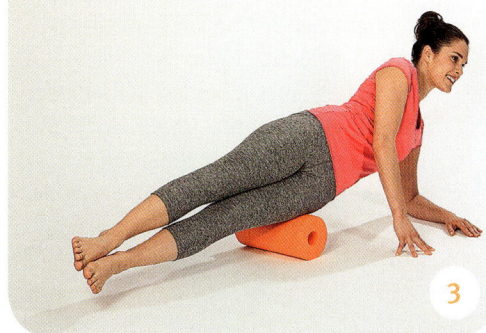

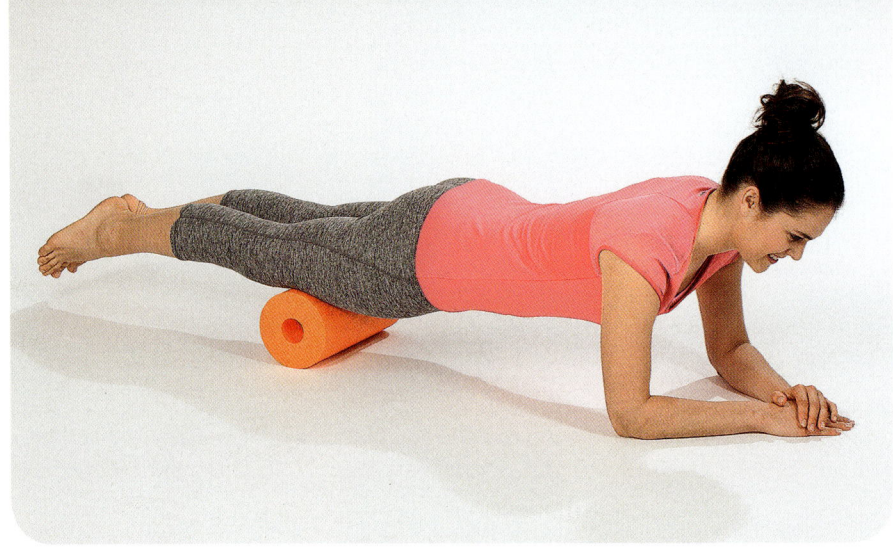

⬘ Rollout der Oberschenkelvorderseite:
Legen Sie sich gerne ein Kissen unter die Unterarme.

Rollout vorderseitiger Oberschenkel

● Legen Sie sich auf den Bauch und positionieren Sie die Rolle. Auch das Rollout der Vorderseite der Oberschenkel können Sie mit beiden Beinen oder nur mit einem Bein vornehmen. Beide Beine auf der Rolle ist die intensive Variante. Ist nur ein Bein auf der Rolle, nimmt die Position etwas Druck vom Bein weg.

Wenn Sie nur ein Bein auf der Blackroll haben, legen Sie das zweite Bein auf dem Boden ab. Dann rollen Sie von der Leiste bis knapp oberhalb der Kniescheibe (in keinem Fall über die Kniescheibe hinwegrollen!) Stützen Sie sich mit den Unterarmen ab. Achtung: Der Druck kann am Anfang schmerzhaft sein.

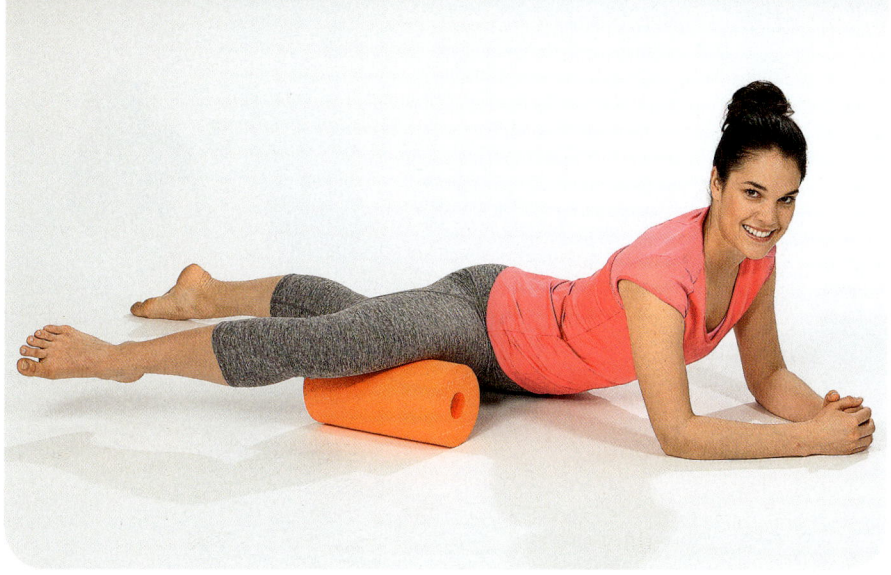

⌃ Rollout der Oberschenkelinnenseite: Sie können sich für diese Übungen auch auf eine Isomatte oder eine gefaltete Decke legen.

Rollout innenseitiger Oberschenkel

Das Rollout für die Oberschenkelinnenseite können Sie nur mit einem Bein auf der Blackroll vornehmen.

● Dazu positionieren Sie die Blackroll so unter dem Bein, dass Sie entlang des Oberschenkels nach vorne und hinten rollen können. Legen Sie sich auf den Boden, winkeln Sie ein Bein an und legen die Rolle z. B. kurz unterhalb der Leiste ab. So können Sie von der Leiste bis zur Innenseite des Oberschenkels knapp oberhalb des Kniegelenkes rollen. Durch den relativ geringen Druck auf die Blackroll ist dieses Rollout auch meist nicht schmerzhaft.

Tipp: Für Reiter ist ein intensives Rollout der Oberschenkelinnenseite bei Neigung zu Muskelzerrung der Innenseite des Oberschenkels als Trainingsergänzung zu empfehlen.

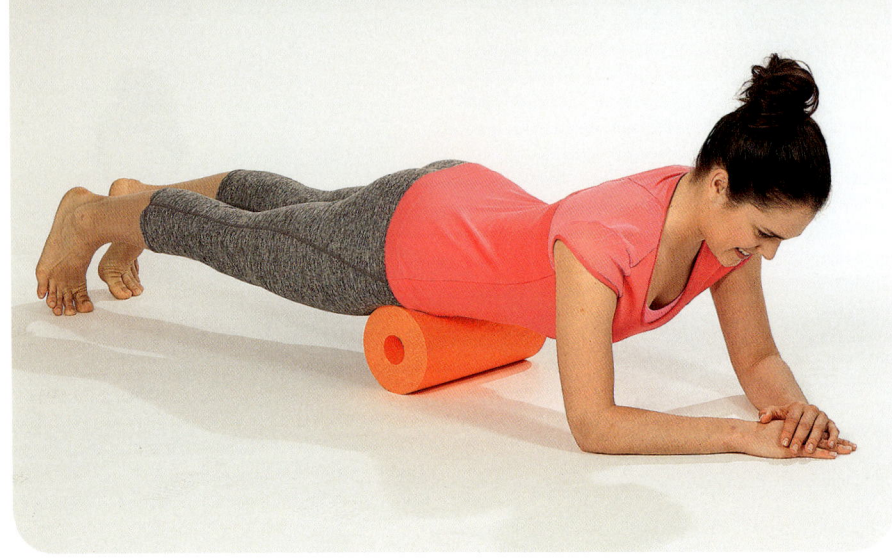

⬖ Rollout der Leiste: Achten Sie darauf, dass Ihre Füße auf dem Boden und aufgestellt bleiben.

Rollout für die Leiste

Die Muskeln des Leistenbereiches neigen dazu, sich bei Sportlern und auch bei Schreibtischtätern zu verkürzen, oder sie sind zumindest in einem viel zu hohen Spannungszustand. Mit einem Rollout dieser Region können Sie effektiv dagegen angehen.

● Legen Sie sich auf den Boden und positionieren Sie die Blackroll in der Leiste. Sie können das Rollout an-

fangs mit aufgestellten Zehenspitzen durchführen, später auch mit komplett angehobenen Beinen.

Tipp: Radfahrer und Fußballspieler nehmen die Verbesserung, d. h. eine elastischere Leistenregion und spannungsreduzierte Muskeln der Leistengegend, sofort wahr.

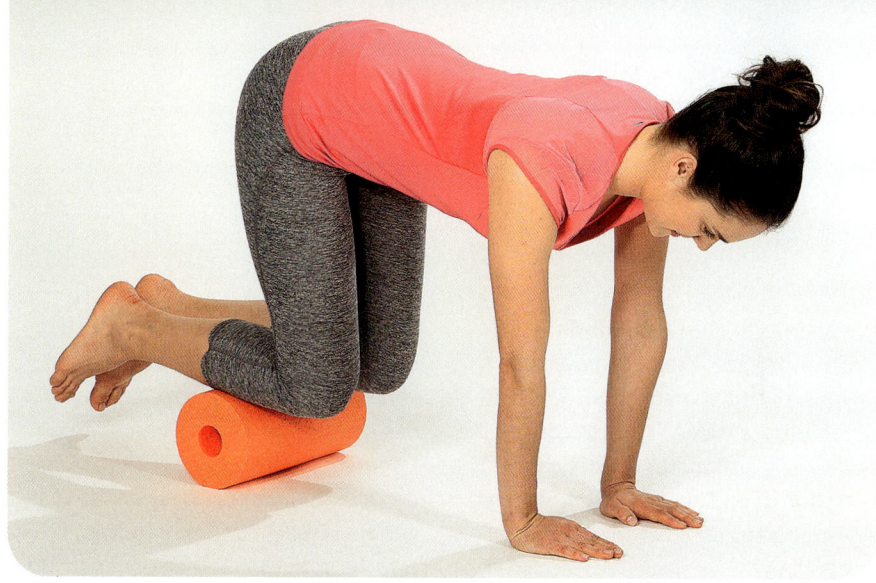

⬥ Rollout der Unterschenkelvorderseite: Bevor Sie zu rollen beginnen, seien Sie sicher, dass Sie die Grundposition stabil haben.

Rollout vorderseitiger Unterschenkel

Zum Rollout der Schienbeinmuskulatur und deren faszialen Hüllstrukturen eignet sich die Vierfüßlerposition mit den Unterschenkeln auf der Blackroll.

● Sie stellen sich auf Hände und Knie und legen die Rolle unter die Schienbeine. Das Rollout geht von der Unterkante der Kniegelenke bis zum Fußrücken. Achtung: Der Druck kann am Anfang schmerzhaft sein.

Variante: Alternativ können Sie die Hüfte und die Beine etwas zur Seite drehen, um das Rollout vermehrt auf der Schienbeinaußenkante durchzuführen.

Rollout des Gesäßes

Die oberflächliche Gesäßmuskulatur neigt zwar dazu, Kraft zu verlieren, wenn sie nicht gebraucht wird. Jedoch tendieren die tiefen Schichten der Hüft- und Gesäßmuskulatur dazu, sich zu verspannen und zu verkürzen. Sie sind meist überaus dankbar für ein intensives Rollout.

● Setzen Sie sich mit aufgestellten Füßen einfach auf die Blackroll und rollen in einer kleinen Bewegung vor und zurück, ohne von der Rolle zu rutschen.

Tipp: Setzen Sie sich einfach tagsüber, z. B. während der Arbeit, auf einen Tennisball.

Intensives Rollout: Wenn Sie z. B. den linken Fuß auf das rechte Knie legen, verändert sich die Gelenkstellung, was das Rollout intensiver werden lässt. Dadurch verändert sich auch die Lage der Muskeln und der Druck trifft anders auf die Muskeln und ihre Hüllstrukturen. Beachten Sie: Der Druck kann am Anfang schmerzhaft sein.

❯❯ 1. Intensives Rollout: Sie können sich auch mit den Händen hinten abstützen.

2. Rollout des Gesäßes: Die Hände liegen locker auf den Knien.

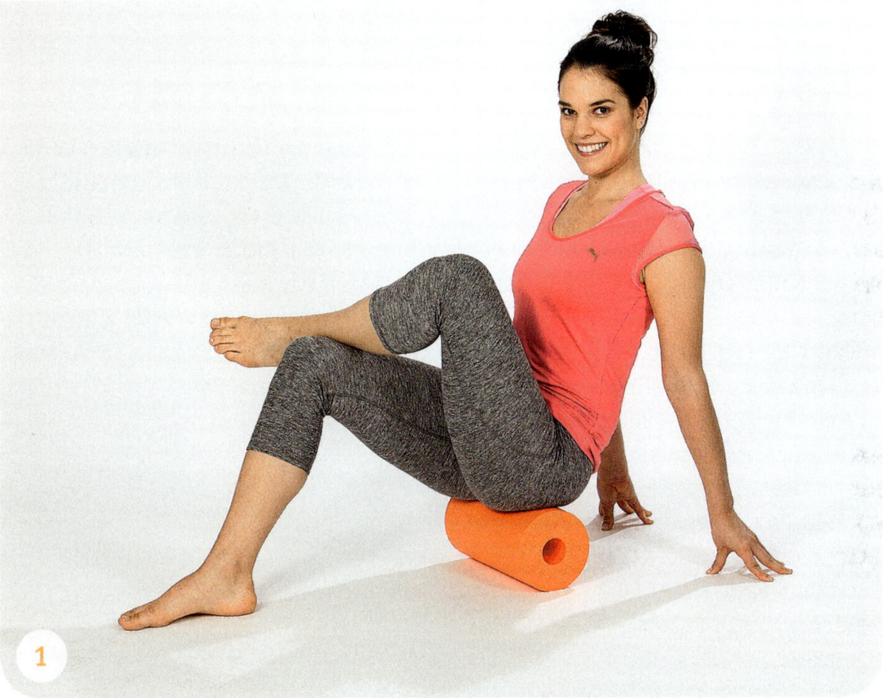

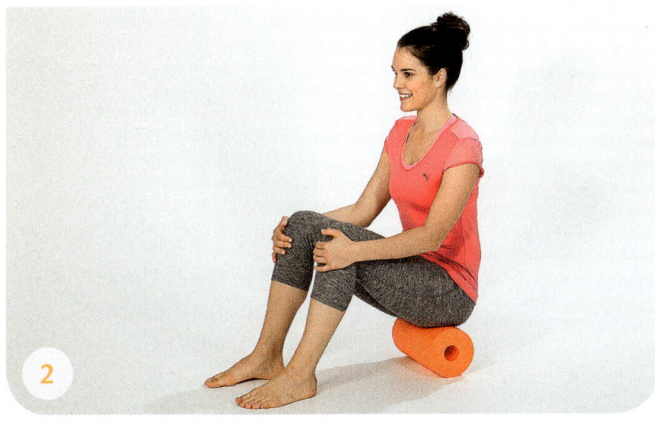

Rollout Wirbelsäule

Das Rollout für den unteren Rücken – die Lendenwirbelsäule – ist gleichzeitig ein effektives Bauchmuskeltraining, weil Sie während der Übung den Oberkörper halten und stabilisieren müssen.

● Legen Sie sich die Blackroll unter den Lendenbereich und rollen Sie zu Beginn in einer kleinen Bewegung über die Rolle. Die Arme sind hinter dem Nacken verschränkt. Sind Sie ein wenig geübt, können Sie die Bewegung des Rollouts auch gerne vergrößern. Beachten Sie: Der Druck kann am Anfang schmerzhaft sein.

Tipp: Bei akuten Beschwerden/Schmerzen in der Lendenregion fragen Sie Ihren Arzt oder Physiotherapeuten nach geeigneten und angepassten Übungen.

● Rollout der Brustwirbelsäule: Verlagern Sie die Blackroll einfach ein Stück weiter nach oben – etwa eine Handbreit unterhalb der Schulterblätter. Von dort geht das Rollout bis unterhalb der Schultergelenke und wieder zurück. Beachten Sie: Der Druck kann am Anfang schmerzhaft sein.

❯❯ 1. Rollout der Lendenwirbelsäule: Achten Sie darauf, dass Ihre Bauchmuskulatur angespannt ist.

2. Rollout der Brustwirbelsäule: Wenn diese Übung anfangs zu schwer fällt, können Sie sich z. B. eine gefaltete Decke unter das Gesäß legen.

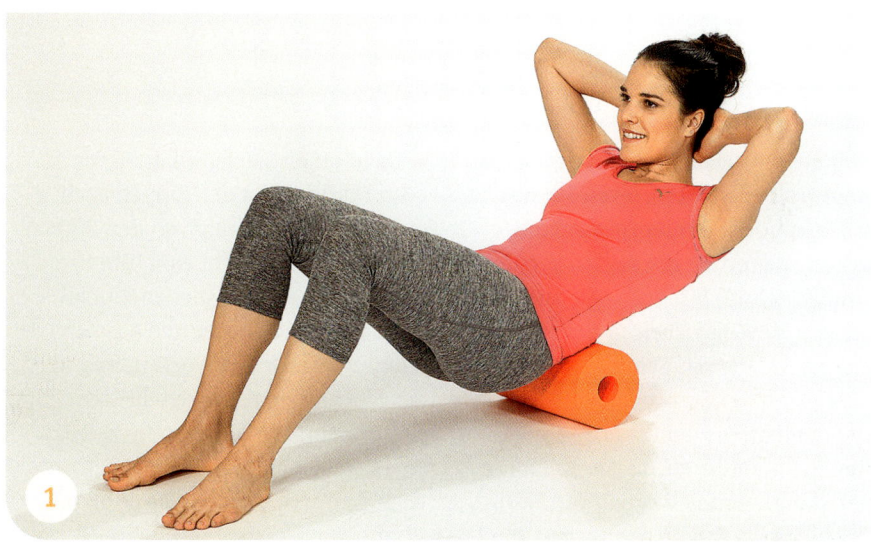

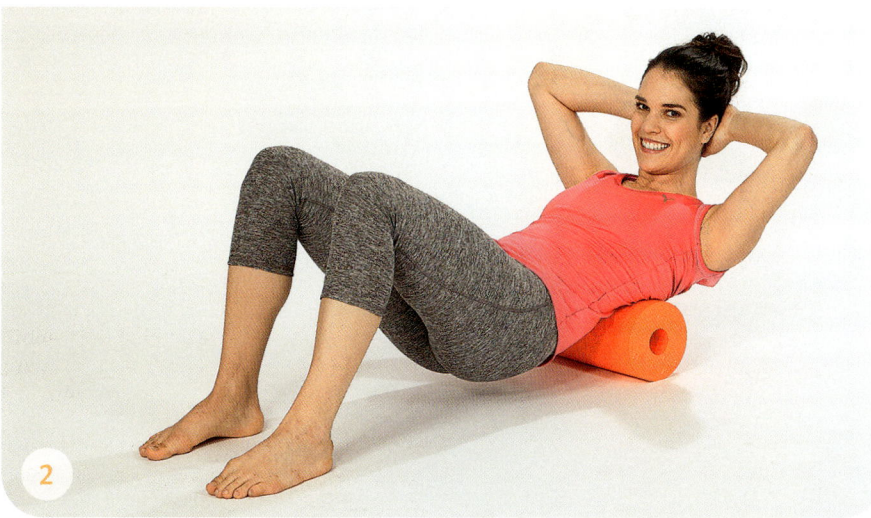

Rollout des seitlichen Rumpfes

● Um die seitlichen Muskeln des Rumpfes zu bearbeiten, legen Sie sich seitlich mit dem Oberkörper auf die Blackroll. Rollen Sie die Region von der Schulter (Achsel) bist zur Taille aus. Beachten Sie: Der Druck an den Rippen kann am Anfang schmerzhaft sein.

Sie können diese Übung auch in zwei Etappen durchführen, da das Rollout in einer kompletten Bewegung von Hüfte bis Schulter zu Beginn etwas schwierig ist. Portionieren Sie deshalb die Gesamtbewegung.

● Dazu teilen Sie den Oberkörper in zwei Hälften: von den Rippen nach oben zur Schulter und von den Rippen nach unten zur Hüfte. Nun führen Sie das Rollout jeweils von den Rippen nach oben und nach unten aus. So halbieren Sie den Bewegungsweg auf der Blackroll und können die Bewegung besser kontrollieren. Achten Sie auf einen möglichst geraden Bewegungsweg, wenn Sie über die Blackroll rollen. Vermeiden Sie, dass sich die Hüfte nach hinten oder vorne wegdreht und halten Sie das Becken während der Bewegung gerade.

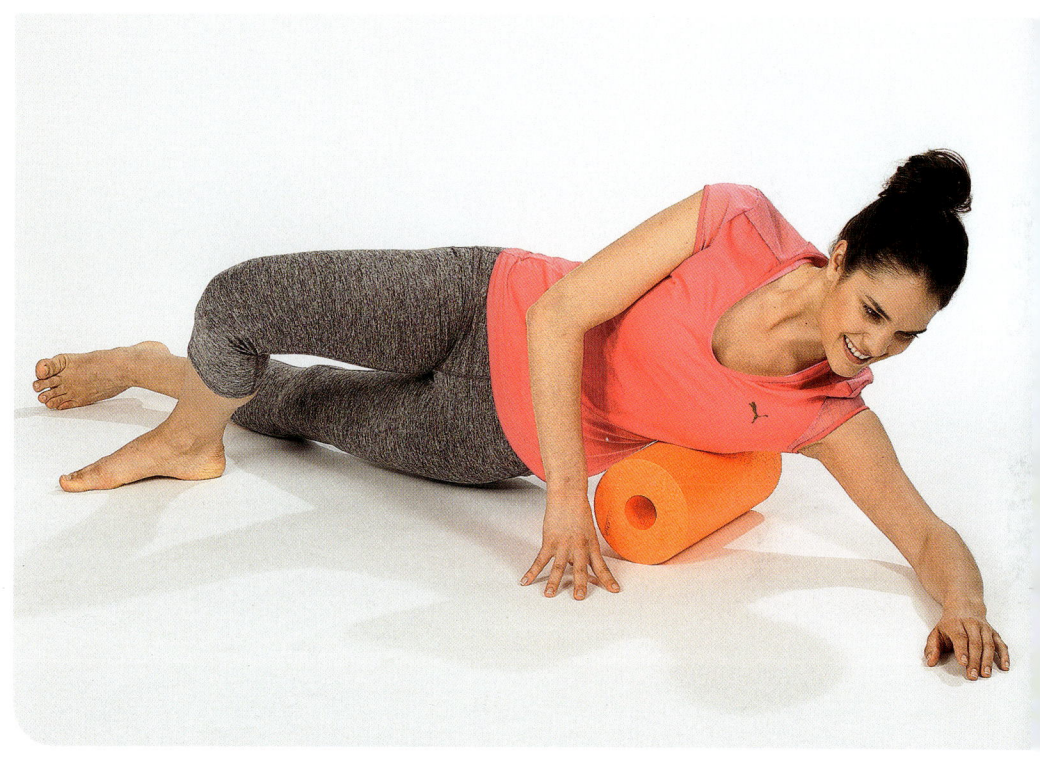

⬦ Rollout des seitlichen Rumpfes: Stellen Sie gerne ein Bein vor den Körper, so können Sie sich besser stabilisieren.

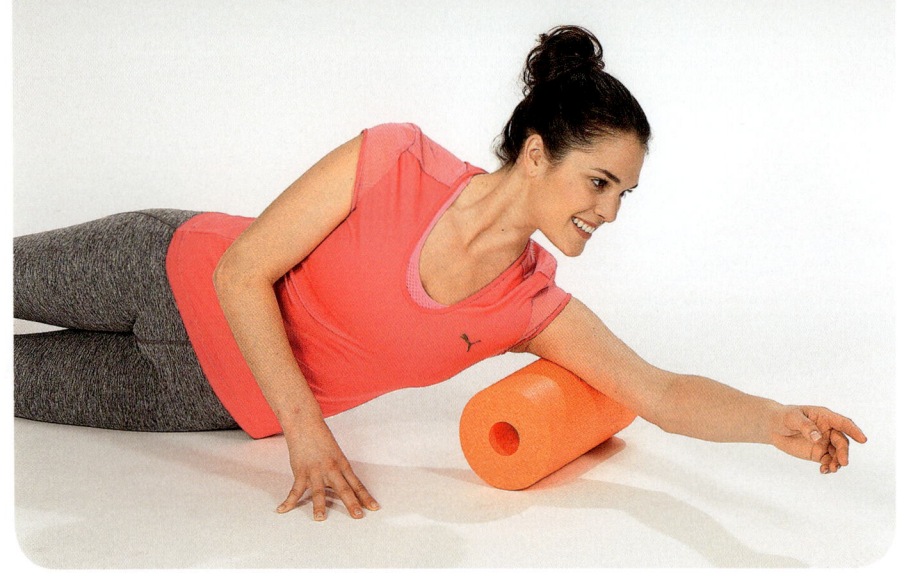

⬦ Rollout der Schultern: Sie können sich mit einer Hand vor dem Körper abstützen und stabilisieren.

Rollout für Schulterregion und Oberarm

Den Achselbereich über die Schulter bis in den Oberarm hinein können Sie ebenfalls in einer Seitlage ausrollen.

● Positionieren Sie die Rolle an der Unterseite des Oberarms, dann müssen Sie lediglich den Rest Ihres Körpers hinterherschieben. Wobei eine kleine Schiebebewegung des Oberkörpers meist ausreicht, die Beine bleiben also ruhig liegen. Vor allem für die Rückseite des Oberarms (den Trizepsmuskel) ist diese Rollout-Übung sehr intensiv.

Variante: Alternativ können Sie die Seiten des Oberarms (vorne, hinten, innen und außen) auch in Bauchlage, in Rückenlage oder im Stehen mit der Blackroll MINI ausrollen.

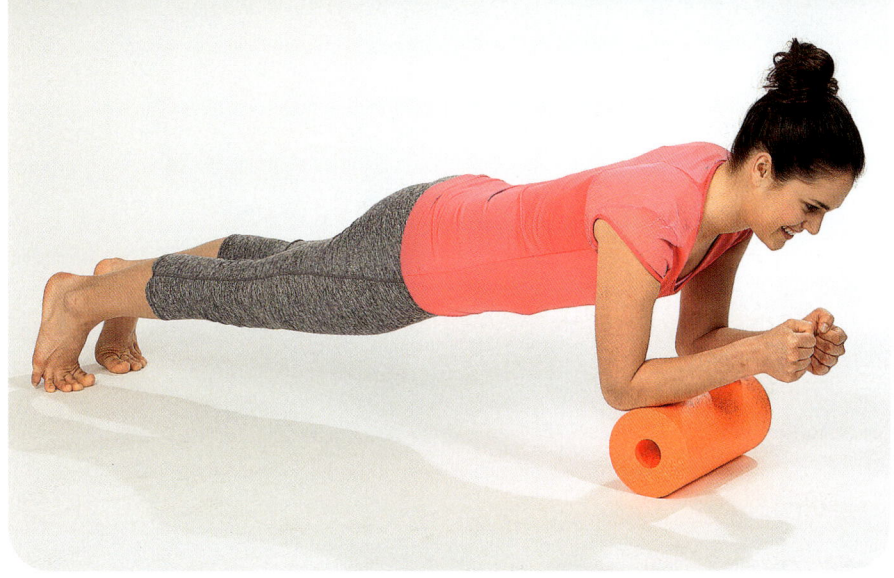

⬦ Intensives Rollout der Unterarme: Auch mit dieser Übung trainieren Sie viele Muskeln des Halteapparats.

Rollout für die Unterarme

● Bei dieser Übung knien Sie sich hin und legen die Unterarme auf die Rolle. Das sanfte Rollout erreichen Sie, indem Sie das Körpergewicht nach hinten in Richtung Gesäß verlagern. Je weiter die Hüfte nach vorne kommt, desto größer wird die Druckwirkung durch die Gewichtskraft Ihres Oberkörpers auf die Rolle und desto intensiver wird das Rollout.

● Intensives Rollout: Wer sich herausgefordert fühlt, kann das Rollout intensivieren: Den Druck auf die Unterarme können Sie steigern, indem Sie den Körper anheben und in eine Liegstützposition gehen. Für diese Übung müssen Sie den Körper gerade halten. Das erzeugt auch eine ordentliche Bauchmuskelspannung und trainiert zusätzlich die Körpermitte.

Rollout: Grundprogramm im Stehen

Gerade für Anfänger des Faszientrainings eignen sich Rollout-Übungen im Stehen. Sie sind auch Mittel der Wahl für Menschen, die in den Beinen oder der Hüfte nicht so beweglich sind.

Ist der Druck des Körpers auf die Blackroll in liegender Position zu stark oder gar schmerzhaft für Sie, sollten Sie einige der Übung vielleicht zuerst einmal im Stehen durchführen.

Einige Rollout-Übungen können Sie sehr gut zuerst im Stand vornehmen. Der große Vorteil eines Rollouts im Stehen ist, dass Sie den Druck auf die Blackroll reduzieren. Da nicht das gesamte Körpergewicht als Druck eingesetzt werden muss, sind die Übungen besonders für Einsteiger ein schonender und sanfter Weg in ein Faszientraining mit der Blackroll. Steigern können Sie die Übungen immer noch!

Den Druck auf die Blackroll kontrollieren Sie bei den Übungen im Stand dadurch, dass Sie den Abstand im Stehen zur Wand verändern und darüber die Intensität steigern oder mindern können: Je dichter Sie mit den Füßen an der Wand stehen, desto geringer ist der Druck, da die Hebellänge abnimmt. Je weiter Sie von der Wand entfernt stehen, desto größer ist die Hebelwirkung und damit steigt auch der Druck auf die Rolle.

Zudem haben Übungen im Stehen noch den Vorteil, dass Sie die Ansprüche an die Koordination und die Kraft zur Stabilisation sehr gut kontrollieren

Sie dazu benötigen, ist Ihre Blackroll und eine freie Wand. Sie müssen nicht einmal eine Matte ausrollen, um die Übungen zwischendurch zeitsparend durchzuführen.

Viele Übungen können Sie in verschiedenen Stellungen trainieren (Stand – Sitzen – Liegen). Häufig ändert sich darüber die Wirkung der Übung auf unseren Körper. Es lohnt sich also immer, eine Übung z. B. sowohl im Liegen als auch im Stand auszuprobieren. Denn: Vielleicht erhalten Sie den positiven Effekt einer Übung tatsächlich in der einen Stellung besser als in der anderen. Das finden Sie nur heraus, indem Sie es austesten. Denn die Ausgangsstellung ändert unter anderem auch, wie Schwerkraft und Bewegungskraft auf den Körper einwirken – also auch, wie stark der Druck auf das jeweilige Gerät ist.

In der größten Not können stehend auch Übungen während der Arbeit gemacht werden. Lesen Sie Ihren Bericht ruhig zu Ende, während Sie Ihre Lendenwirbelsäule an der Wand ausrollen. Oder führen Sie das Telefonat während einer Übung im Stehen. Vieles ist möglich, um Zeit zu sparen.

können. Dadurch sind diese Übungen auch bei akuteren Beschwerden in der Lendenwirbelsäule zu empfehlen. Mit den Übungen können Sie gezielt darauf hinarbeiten, Schmerzen zu reduzieren und die Beweglichkeit zu verbessern.

Ganz nebenbei …

Im Stehen können Sie Beschwerden auch (fast) überall behandeln, indem Sie sich selbst zwischendurch massieren – etwa nach einer längeren Schreibtischarbeitsphase oder dem Schleppen der Sprudelkisten. Denn: Diese Übungen sind besonders flexibel. Alles was

Rollout der Wirbelsäule

● Beim Rollout für die Lendenwirbelsäule klemmt die Blackroll zwischen Wand und unterem Rücken. Nun können Sie die Lendenwirbelsäulenregion durch eine einfache Kniebeuge ausrollen. Für eine intensivere Faszienarbeit richten Sie das Becken nach hinten auf und machen einen leicht runden Rücken. Dadurch können Sie sich kräftiger an die Blackroll andrücken. Wenn Sie den Oberkörper leicht nach rechts oder links drehen, können Sie zudem den Druck auf die rechte oder linke Seite der Lendenwirbelsäule bringen.

● Für das Rollout der Brustwirbelsäule platzieren Sie die Blackroll zwischen Wirbelsäule (auf Schulterblatthöhe) und Wand. Über Kniebeugen rollen Sie den Faszien- und Muskelbereich der Brustwirbelsäule aus. Mit einer kleinen Drehung des Oberkörpers nach rechts oder links können Sie den Fokus des Rollouts auf die rechte oder linke Seite der Brustwirbelsäule bringen.

▸▸ 1. Rollout der Lendenwirbelsäule: Wenn Sie den Oberkörper leicht nach rechts oder links drehen, können Sie zudem den Druck auf die rechte oder linke Seite der Lendenwirbelsäule bringen.

2. Rollout der Brustwirbelsäule: Eine höhere Intensität erreichen Sie auch hier, wenn Sie die Brustwirbelsäule nach vorne beugen (leicht einrollen).

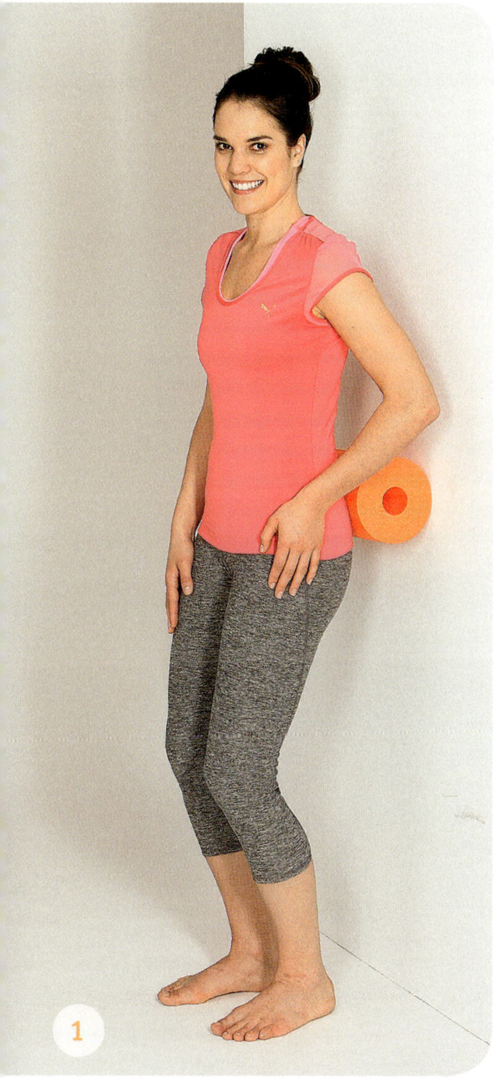

1

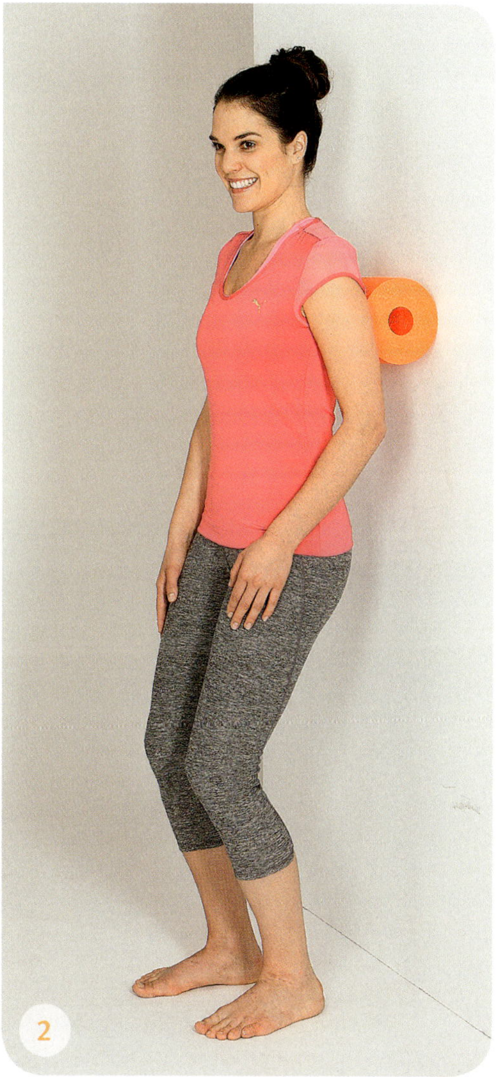

2

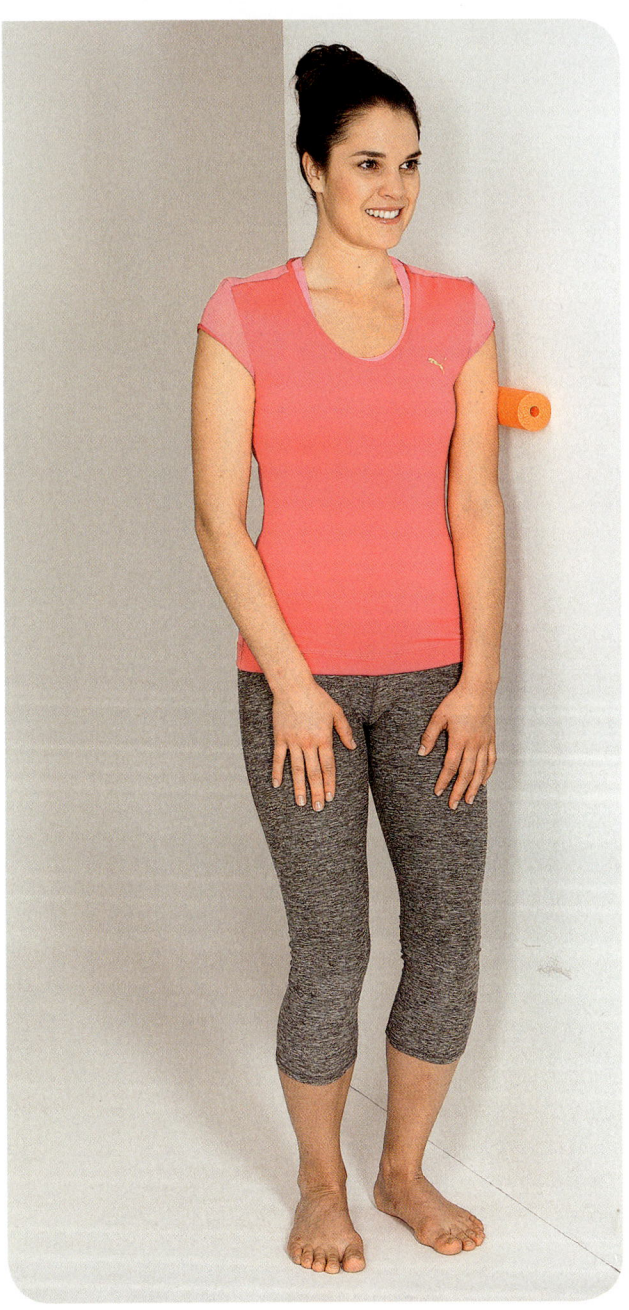

‹ Rollout des seitlichen Oberarms: Die Blackroll MINI eignet sich besonders gut für dieses Workout.

Rollout seitlicher Oberarm

Die Region des seitlichen Oberarmes können Sie ebenfalls im Stand ausrollen. Dazu legen Sie die Blackroll MINI zwischen Oberarm und Wand.

● Ein kleines Rollout leiten Sie durch das Hochziehen der Schulter ein. Möchten Sie eine größere Fläche mit dem Rollout erreichen, vergrößern Sie die Bewegung. Das kann durch eine Kniebeuge geschehen: Gehen Sie an der Wand entlang leicht in die Knie, bis Sie ihre Rollout-Zone durchgearbeitet haben.

Tipp: Alle Übungen für den Arm-Schulter-Bereich sind besonders für Tennis- oder Badmintonspieler geeignet. Und auch jede junge Mutter kann sicher ein Lied davon singen, wie stark sich das tägliche Tragen des Babys auf die Arm-Schulter-Region auswirkt. Die Übungen helfen dabei, die Beweglichkeit in diesem Bereich zu erhalten und die Kräfte beim Sport besser zu verteilen.

Rollout rückseitiger Oberarm

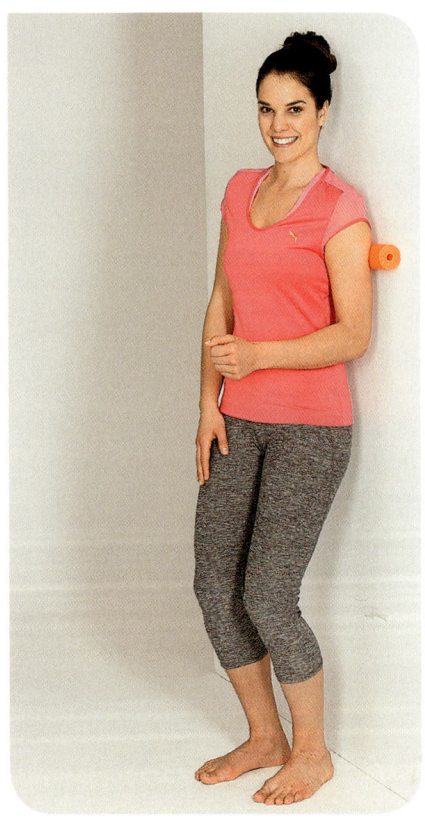

● Um das Rollout für die Rückseite des Oberarms zu starten, stehen Sie mit dem Rücken zur Wand und positionieren die Blackroll MINI zwischen Wand und Oberarmrückseite. Durch Heben und Senken der Schulter können Sie eine kleine Fläche bearbeiten. Wie intensiv die Übung sein soll, können Sie durch den Druck Ihres Armes gegen die Rolle variieren und anpassen. Für ein größeres Rollout gehen Sie mit dem gesamten Körper in der Bewegung mit in die Kniebeugung.

Variante: Variieren Sie einfach einmal mit dem Druck auf die Blackroll: Drücken Sie beim Anheben der Schulter verstärkt in die Blackroll und beim Absenken der Schulter reduzieren Sie diesen Druck wieder. Gönnen Sie den verspannten Muskeln Ihres Oberarms dieses effektive Rollout – z. B. nach dem wöchentlichen Großeinkauf oder nach einem Nachmittag voller anstrengender und einseitiger Gartenarbeit.

⬦ Rollout der Oberarmrückseite: Diese Übung lässt sich hervorragend über den Druck und die Art der Bewegung variieren.

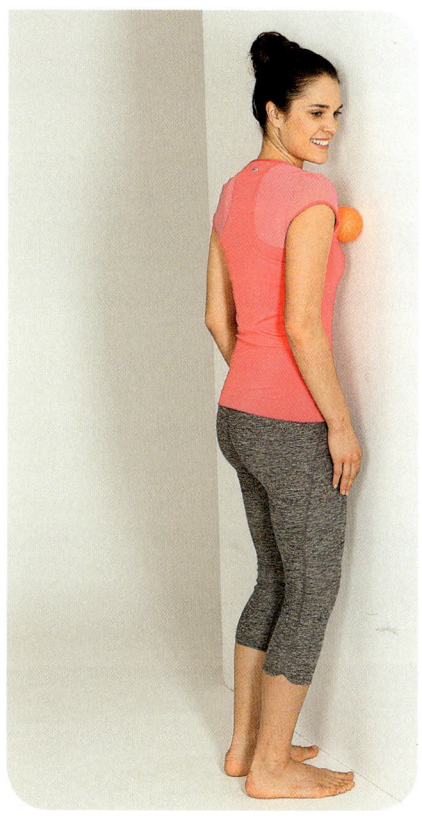

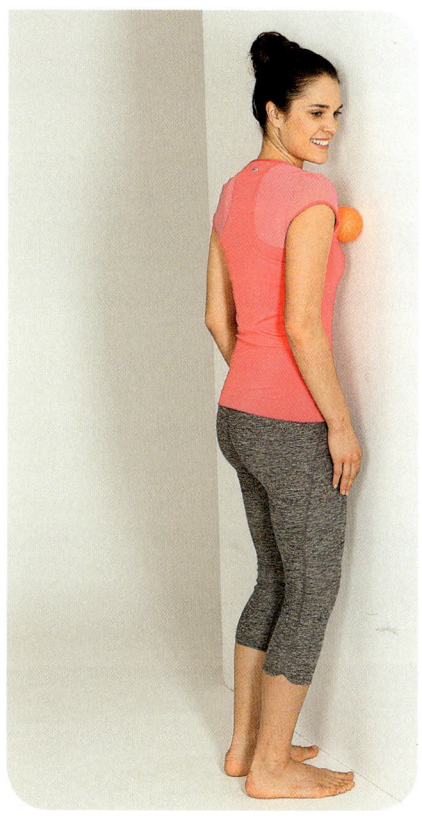

♠ Rollout der Brustmuskulatur: Den Druck variieren Sie, indem Sie sich mit dem Oberkörper nach vorne lehnen oder über eine Entlastung nach hinten.

Rollout der Brustmuskulatur

Ein Rollout der Brustmuskulatur können Sie mit der Blackroll MINI oder dem Blackroll-Ball vornehmen. Der Ball erlaubt bei dieser Übung ein größeres Maß an Beweglichkeit und ermöglicht auch ein gezielteres Durcharbeiten der verspannten und unbeweglichen Bereiche der Brustmuskulatur.

● Sie stehen mit dem Gesicht zur Wand und haben den Ball zwischen Brust und Wand positioniert. Mit kleinen Bewegungen der Schulter oder des gesamten Oberkörpers rollen Sie nun den Ball über die Brustmuskulatur: von rechts nach links und zurück, von oben nach unten und zurück oder auch mit kreisenden Bewegungen.

Die Brustmuskulatur ist oft verspannt und leitet häufig weitere Verspannungen in den Schulter-Nacken-Bereich weiter. Ein entspannendes Rollout kann schlimmere Beschwerden verhindern.

Rollout der Arme

Die Seiten der Arme können Sie am einfachsten im Türrahmen ausrollen.

● Rollout der Innenseite: Dazu eignet sich besonders die Blackroll MINI (natürlich geht die Übung auch mit der großen Blackroll). So gehen Sie vor: Klemmen Sie die Blackroll zwischen Arm und Wand ein. Die Bewegung kann über zwei Wege erfolgen. Entweder Sie starten, indem Sie aus der Schulter heraus den Arm nach vorne schieben, oder Sie bewegen den ganzen Körper mit. Dazu gehen Sie dann ein bis zwei Schritte vor und zurück.

● Rollout der Vorderseite: Um das Rollout auf der Armvorderseite anzuwenden, drehen Sie den Arm mit der Daumenseite zur Wand. Das Rollout starten Sie wieder aus der Schulter heraus (den Arm nach vorne schieben) oder indem Sie den gesamten Körper bewegen.

Suchen Sie mit den Übungen besonders die Stellen auf, an denen Sie Ihre Beschwerden finden oder die besonderen Widerstand bei der Bewegung bieten.

Dort rollen Sie mehrfach – zuerst mit wenig Druck, dann mit langsam steigendem Druck – über die Stellen und lösen so die vorhandenen Verklebungen und Verspannungen im Gewebe der Faszien.

Tipp: Das Rollout für die Arme ist besonders bei Beschwerden in den Armen, wie z. B. Schmerzen im Ellbogenbereich oder auch bei Schmerzen in der Schulterregion, zu empfehlen. Gerade auch bei ausstrahlenden Beschwerden, die in Arm, Hand oder Finger verlaufen, können sie erleichternde Effekte erzielen. Hintergrund: Die Faszienübungen bewegen alle Gewebestrukturen und treffen so auch die Nervenstrukturen.

❯❯ 1. Rollout der Arminnenseite: Durch Drehen des Oberarms können Sie unterschiedliche Bereiche der Muskeln massieren.

2. Rollout der Armvorderseite: Im Handumdrehen bearbeiten Sie die andere Seite Ihres Oberarms.

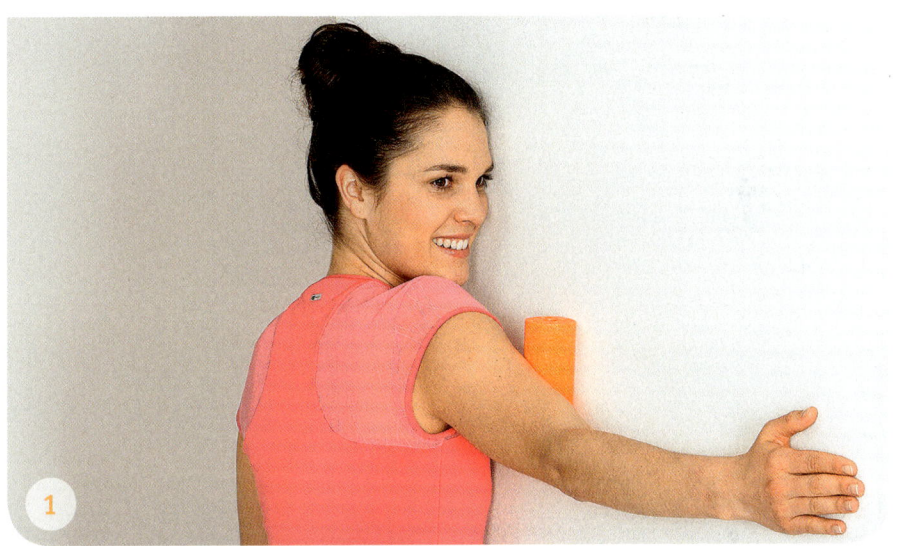

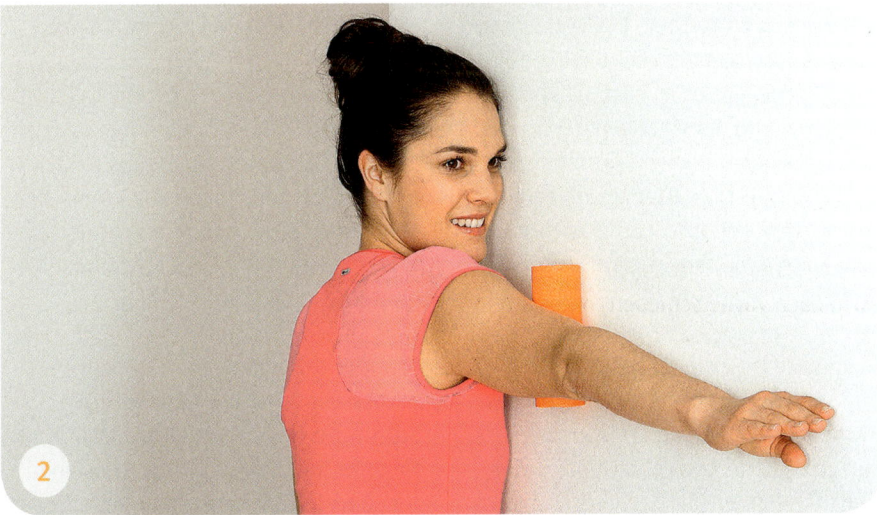

Mobilisieren und frei werden

Jedes Faszientraining verbessert die Beweglichkeit. Die Blackroll kann aber auch durch bestimmte Übungen gezielt einzelne, kleine Strukturen frei und damit beweglicher machen.

Bewegungsübungen sind mitunter die einfachste Form, um den menschlichen Organismus zu beüben. Der einfachste Einstieg ist folgender: Führen Sie mit dem Gelenk, das es zu mobilisieren gilt, genau die Bewegungen durch, die das Gelenk grundlegend durchführen kann. Beispiel: Das Kniegelenk kann sich beugen und strecken. Das Hüftgelenk kann sich beugen, strecken und drehen.

Grundlage für eine schmerz- und reibungsfreie Bewegungsfähigkeit des Körpers im Alltag ist, dass die Gelenke ausreichend beweglich sind. Diese „normale" Beweglichkeit reduziert sich etwa dadurch, dass wir uns einseitig belasten oder monotone und immer wiederkehrende Bewegungsabläufe machen. Das hat nicht nur weitreichende Konsequenzen für die Gelenke, sondern für den gesamten Bewegungsapparat: Muskelverspannungen, kleinere Verletzungen bis hin zu chronischen Schmerzen sind dadurch nicht nur zu erwarten, sondern eher direkt vorprogrammiert.

Nur wer seine Beweglichkeit wieder verbessert, kann die bestehenden Störungen beseitigen. Denn: Wer seine Gelenke länger nicht mehr in normalem und vollem Umfang bewegt, der

jeder Übung können Sie 3–6 Durchgänge machen.

Wie geht es am besten?

Beginnen Sie mit einem moderaten Bewegungstempo bei den ersten Übungen. Ein angenehmes Bewegungstempo liegt bei etwa einer Bewegung pro Sekunde. Dadurch haben Sie noch eine sehr gute Bewegungskontrolle und können später das Tempo noch steigern. Gewöhnen Sie Ihren Körper langsam an die Übungen und warten Sie die ersten Verbesserungen ab, bevor Sie die Intensität der Übungen nach oben schrauben. Dadurch gewährleisten Sie einen stabileren und längerfristigen Trainingseffekt. Wenn Sie mit den Übungen einzelne Gelenke beweglicher machen, werden Sie spüren, wie sich das auf den gesamten Bewegungsapparat positiv auswirkt. Sie entfernen damit Bewegungsstörungen und „ökonomisieren" Ihre Alltagsbewegungen. Zudem reduzieren Sie Ihre persönliche Gefahr für Verletzungen oder ernsthafte Einschränkungen. Sie erreichen ein ausgewogenes Muskelgleichgewicht und verhindern Störungen in der Bewegung auch in angrenzenden Gelenken.

reduziert mit der Zeit auch die Elastizität der bindegewebigen Strukturen, also der Faszien. Bewegungen fühlen sich dann steif und ungelenkig an. Bewegungsabläufe erscheinen häufig schlecht koordiniert. Nicht zuletzt steigt damit auch die Verletzungsanfälligkeit.

Die folgenden Übungen bieten Anregungen und Möglichkeiten für ein Mobilisationstraining von Fußgelenken, Knie, Hüfte, Schulter und Wirbelsäule. Bei den Mobilisationsübungen beginnen Sie mit 8 bis 12 Wiederholungen und steigern auf bis zu 30 Wiederholungen pro Übungsdurchgang. Von

Fußgelenke mobilisieren

Um die Streckung der Fußgelenke zu trainieren, können Sie:

● **Variante 1:** Sie stehen in Schrittposition mit dem vorderen Fuß auf der Blackroll MINI und haben die Ferse dabei auf dem Boden. Den gesamten Fußrücken ziehen Sie dabei so weit es geht nach oben (in Richtung Knie). Nun beugen Sie das Knie stärker an, indem Sie die Kniescheibe über die Zehen hinweg nach vorne schieben. So schieben Sie das Knie mehrmals vor und zurück. Diese Kniebewegung mobilisiert die Fußgelenke.

● **Variante 2:** Diese Übung bringt noch etwas mehr Bewegung ins Spiel: Sie rollen Ihren Fuß auf der Blackroll vor und zurück. Bei jedem Zurückrollen bringen Sie die Ferse auf den Boden und beugen das Knie mit an, um gleichzeitig die Kniescheibe über den Fuß nach vorne zu schieben. Diese Position lösen Sie wieder auf, um nach vorne zu rollen.

Diese Übungen verbessern das Absenken (Beugen) der Füße.

● **Variante 1:** In Schrittposition rollen Sie den Fuß auf der Blackroll nach vorne, bis die Zehen auf dem Boden aufkommen. In dieser Position strecken Sie lediglich das Kniegelenk ganz durch und beugen das Knie wieder an – die Zehen bleiben dabei auf dem Boden stehen.

● **Variante 2:** Wie beim Rollout der Fußsohle rollen Sie den Fuß über die Blackroll vor und zurück. Rollen Sie nach vorne, strecken Sie gleichzeitig das Knie und stellen die Zehen auf den Boden. Beim Zurückrollen lösen Sie diese Position kurz auf.

❯❯ 1. Streckung der Fußgelenke: Diese Übung können Sie auch unter dem Schreibtisch machen.

2. Absenken der Füße: Selbst sehr kitzelige Menschen dürften diese Übung genießen.

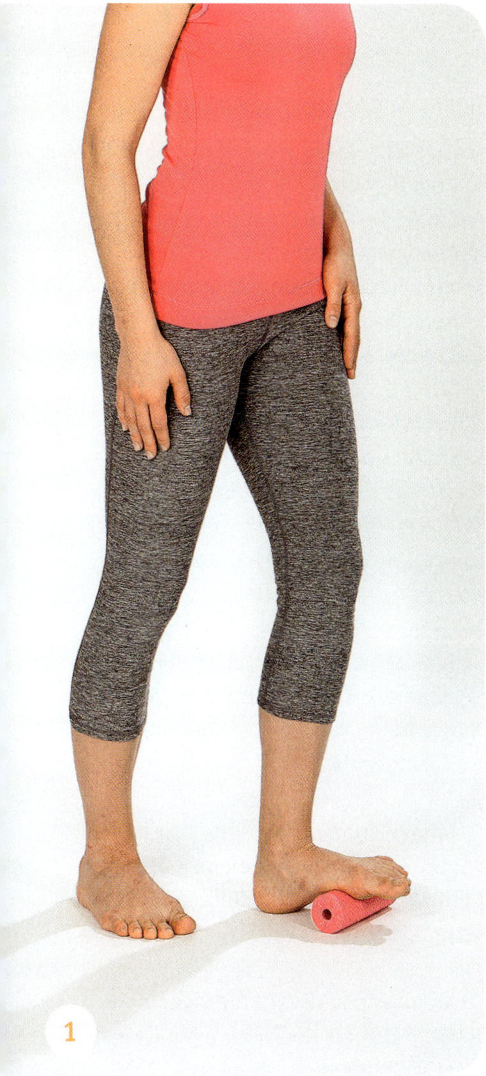

1

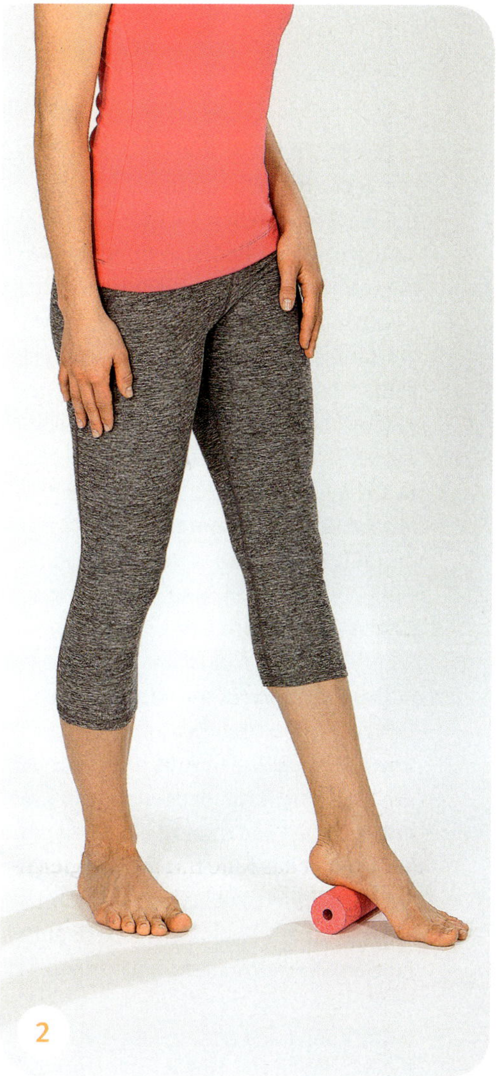

2

Hüftgelenke mobilisieren

● Um die Hüftstreckung zu mobilisieren, legen Sie sich mit der Leiste auf die Blackroll. Stellen Sie Ihre Zehenspitzen auf den Boden auf und halten Sie während der Übung eine mittlere Bauchspannung, um die Körpermitte zu stabilisieren und die Lendenwirbelsäule zu schützen. Nun heben Sie ein gestrecktes Bein so weit vom Boden ab, bis Sie spüren, dass sich das Becken mitbewegt. An dieser Stelle stoppen Sie die Bewegung, um die Lendenwirbelsäule nicht allzu stark zu belasten. Heben und senken Sie das gestreckte Bein 8–12-mal pro Seite.

● Drehung nach innen: Um die Drehfähigkeit nach innen zu verbessern, legen Sie sich wieder mit der Leiste auf die Blackroll. Dann beugen Sie ein Knie auf etwa 90 Grad an und bewegen den Unterschenkel bei stabilem Oberschenkel nach außen. Sie lassen den Unterschenkel quasi ein bisschen nach außen kippen. Die Hüfte dreht nach innen.

● Drehung nach außen: Um die Drehfähigkeit der Hüfte nach außen zu verbessern, legen Sie sich mit der Leiste auf die Blackroll. Sie beugen das Knie auf etwa 90 Grad an und bewegen den Unterschenkel bei stabilem Oberschenkel nach innen. Sie lassen den Unterschenkel quasi nach innen kippen. Dabei dreht Ihr Hüftgelenk nach außen.

Führen Sie die Bewegung zu Beginn langsam und kontrolliert aus. Achtung: Es ist nicht einfach, die Beinachse während dieser Drehbewegungen zu kontrollieren und zu halten.

❯❯ 1. Mobilisation der Hüftgelenke: Bei dieser Übung trainieren Sie auch Ihre Körpermitte, weil Sie die Spannung halten müssen.

2. Mobilisation der Hüftdrehung nach innen: Achten Sie darauf, den Oberschenkel nicht nach außen oder innen zu verschieben!

3. Mobilisation der Hüftdrehung nach außen: Bitte nicht übertreiben! Langsam beginnen und dann steigern.

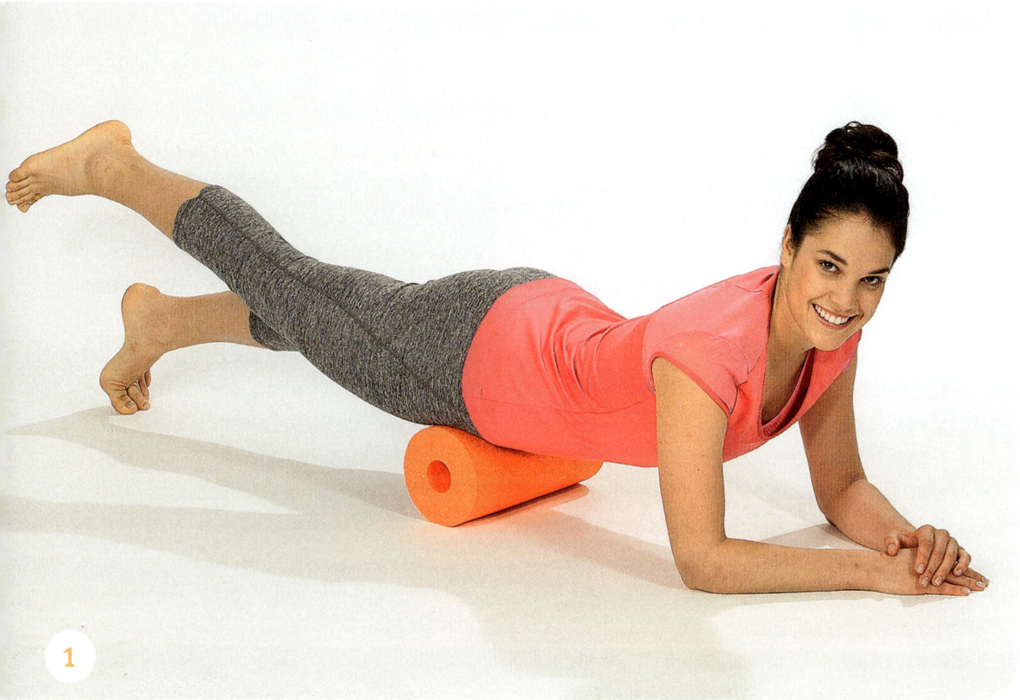

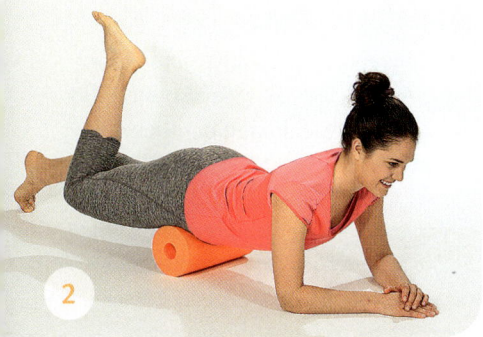

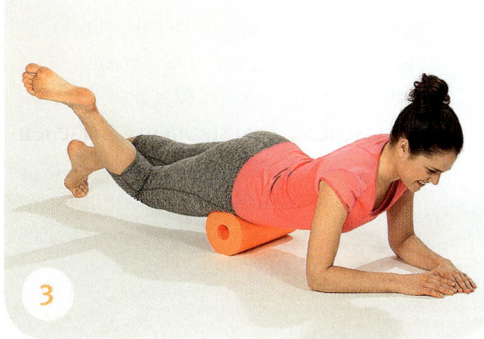

Schultergürtel mobilisieren

Die Mobilisationsreise durch unseren Körper geht weiter zum Schulterbereich.

● Eine sanfte Mobilisation der Schultergelenke können Sie in Rückenlage auf der Blackroll vornehmen. Die Rolle liegt dabei unter Ihren Schulterblättern. Dann stellen Sie die Füße auf dem Boden auf und strecken beide Arme nach oben in Richtung Decke. Nun bewegen Sie im Wechsel einen gestreckten Arm nach unten hinten (bis etwa auf Kopfhöhe).

● **Intensives Rollout:** Begeben Sie sich in die Vierfüßlerposition, Sie stehen dann auf Händen und Knien. Nun legen Sie die Unterarme auf der Blackroll auf und rollen darauf nach vorne, bis die Oberarme auf der Blackroll liegen. Dann rollen Sie wieder zurück. Um die Körperspannung zu steigern und die Körpermitte intensiv zu trainieren, können Sie Sie die Knieposition weiter nach hinten oder weiter nach vorne variieren.

● **Schultergürtel mobilisieren:** Ist der Schultergürtel Ihr „Problemkind", können Sie ihn in Rückenlage auf der längs ausgerichteten Blackroll weiter mobilisieren. Dann strecken Sie zunächst beide Arme nach oben in Richtung Decke. Nun schieben Sie die gestreckten Arme abwechselnd aus der Schulter heraus weiter nach oben und ziehen die gestreckten Arme wieder aus der Schulter heraus nach unten.

❯❯ 1. Mobilisation der Schultergelenke: Schon einmal darüber nachgedacht, die Lieblingsmusik zum Training aufzulegen?

2. Mobilisation von Schulter und Wirbelsäule: Achten Sie auch hier darauf, dass die Körpermitte stabil bleibt und nicht ausweicht.

3. Mobilisation des Schultergürtels: Stellen Sie sich wirklich vor Ihrem inneren Auge vor, wie die Kraft und die Bewegung aus der Schulter heraus kommt.

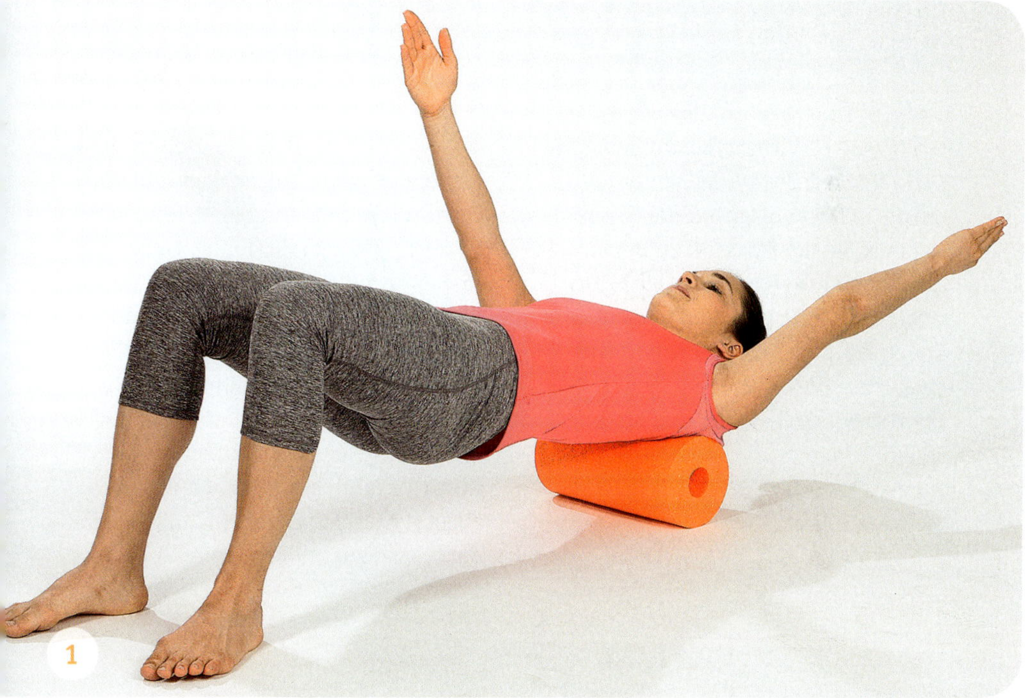

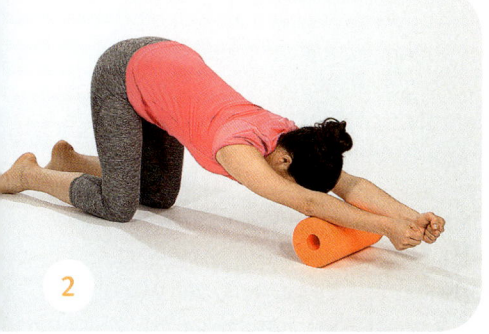

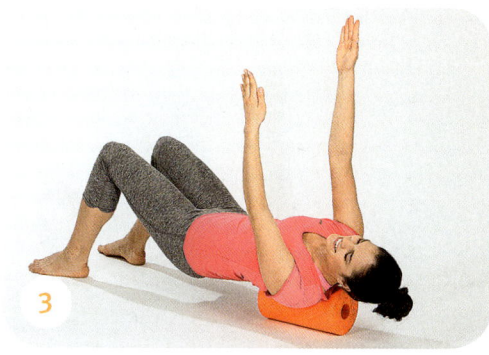

Wirbelsäule mobilisieren im Liegen

● **Variante 1:** Wirbelsäule drehen – Die Drehfähigkeit der Wirbelsäule trainieren Sie in Rückenlage auf der Blackroll. Nehmen Sie die Blackroll zu Beginn quer zum Rücken in Höhe der Schulterblätter. Stellen Sie die Füße auf dem Boden auf. Strecken Sie die Arme in die Drehrichtung. Drehen Sie nun den Oberkörper nach rechts und links.

● **Variante 2:** Wirbelsäule drehen – Eine weitere elegante Möglichkeit, um die Drehfähigkeit der Wirbelsäule zu verbessern, ist folgende Übung. Gehen Sie in die Vierfüßlerposition. Legen Sie die Blackroll unter einer Schulter ab, führen Sie den Arm der andere Seite unter Ihrem Körper durch und legen Sie ihn auf der Blackroll ab. Auf der Blackroll schieben Sie den Arm nun unter Ihrem Körper hindurch und ziehen ihn wieder zurück. Dieselbe Bewegung machen Sie dann auch zur anderen Seite.

❯❯ 1. Mobilisation der Wirbelsäulendrehung: Schon bald werden Sie merken, wie Sie sich beim Einparken besser nach hinten drehen können.

2. Mobilisation der Wirbelsäule: Diese Übung ist nicht nur für die Wirbelsäule gut, sondern sie trainiert auch den Oberarm und den Schulterbereich.

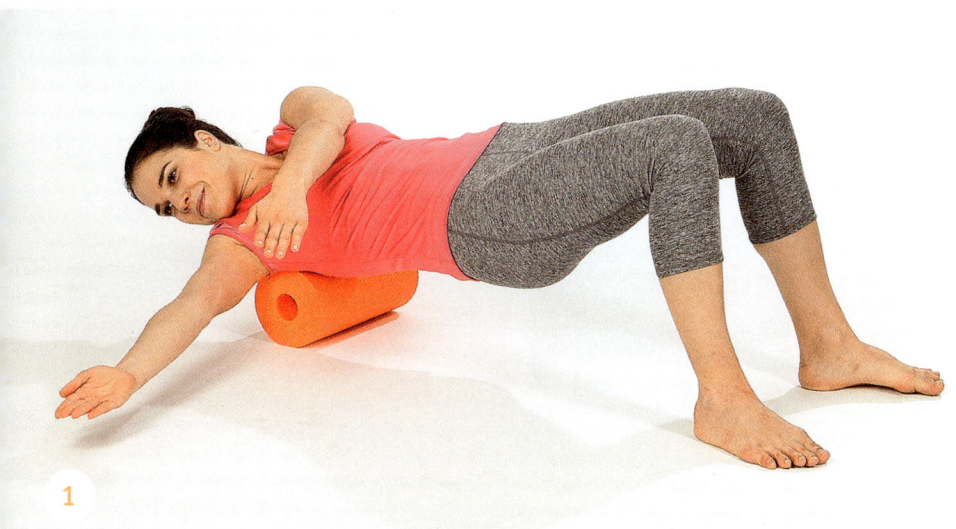

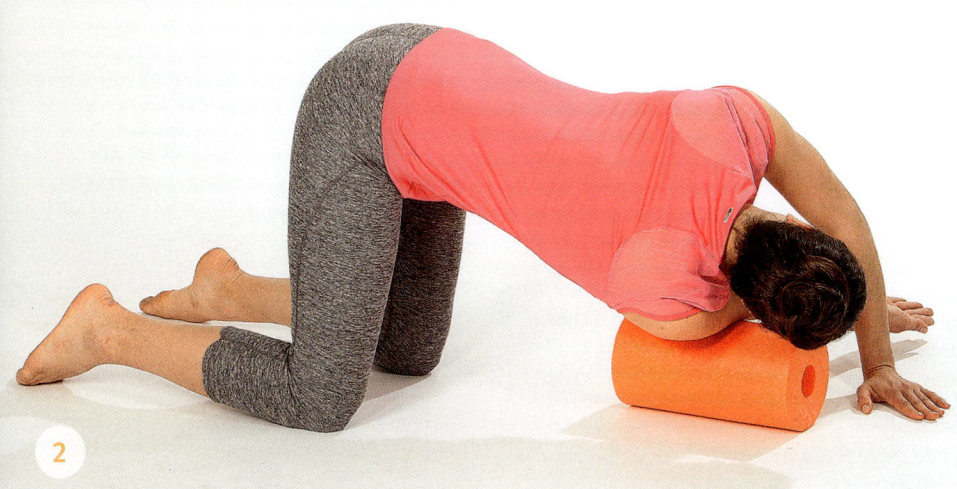

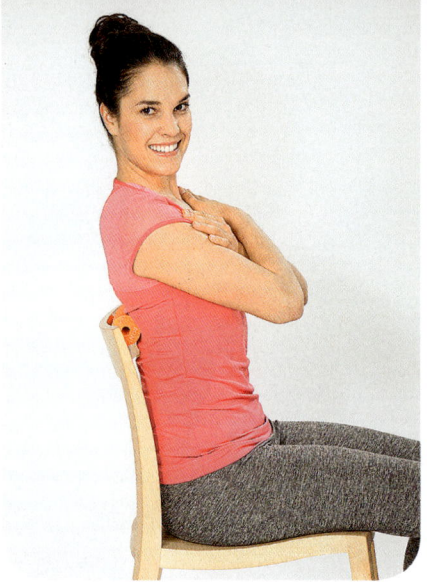 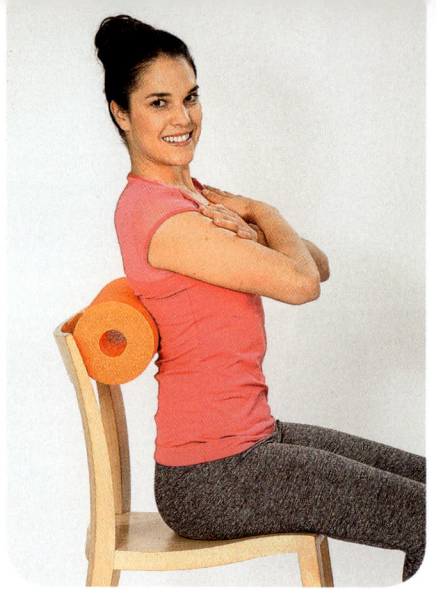

⬥ Mobilisation der Wirbelsäule im Sitzen mit der Blackroll MINI: Die Blackroll MINI ist bei dieser Übung gut zu handhaben.

⬥ Mobilisation der Wirbelsäule im Sitzen mit der Blackroll.

Wirbelsäule mobilisieren im Sitzen

● Wirbelsäule strecken im Sitzen: Die Streckfähigkeit Ihrer Wirbelsäule können Sie im Sitzen trainieren. Setzen Sie sich auf einen Stuhl. Dann klemmen Sie die Blackroll MINI oder die Blackroll zwischen Ihren Rücken und der Stuhllehne ein.

Nehmen Sie die Hände überkreuzt auf die Schultern und strecken Sie Ihren Oberkörper über den Druck der Black-

roll sanft nach hinten. Die Hände auf der Schulter geben der Bewegung mehr Stabilität und Kontrolle.

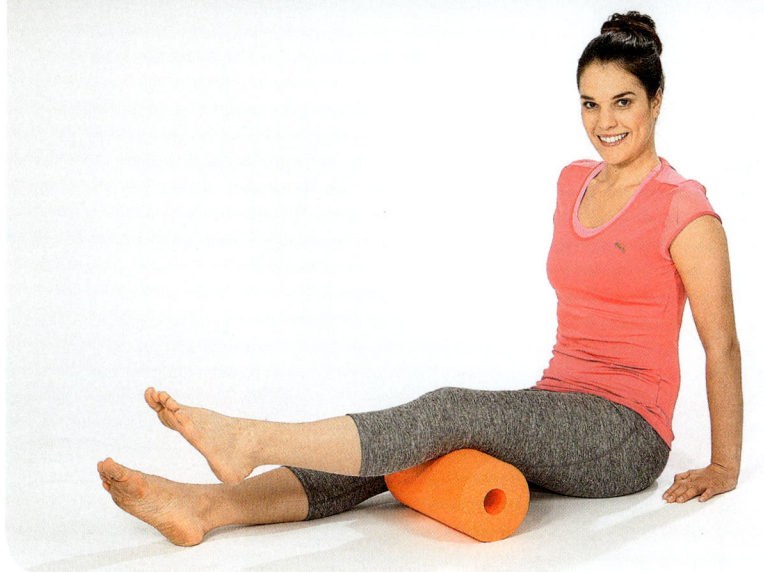

⬥ Mobilisation der Kniegelenke: Stützen Sie sich bei der Übung gerne mit den Händen ab.

Kniegelenke mobilisieren

Diese Übung können Sie im Sitzen oder auch im Liegen ausführen.

● Setzen Sie sich auf den Boden und legen Sie das Bein mit der Kniekehle auf der Blackroll ab. Nun strecken Sie das Kniegelenk. Entfernen Sie die Ferse vom Boden und heben den Unterschenkel ab. Legen Sie die Ferse wieder ab und wiederholen Sie diese Bewegung mehrfach.

Tipp: Wer die Knie in der Streckung mobilisiert, verbessert in großem Maße auch die Beweglichkeit der Menisken und der Knorpelfläche des Kniegelenks. Diese Mobilisationsübung ist also eine einfache, aber sehr effektive Möglichkeit der intensiven Gelenkpflege. Sehr zu empfehlen ist diese Übung, wenn Ihr Kniegelenk in Bewegung ab und an Geräusche wie z. B. ein Reiben oder auch ein Knacken von sich gibt.

Koordinieren, stabilisieren und kräftigen

Koordination und Stabilisation sind wichtige motorische Fähigkeiten für Ihre Gelenke und Muskeln. Vor allem Ihre Wirbelsäule profitiert davon – sie wird beweglicher und kräftiger.

Koordination und Stabilität sind als motorische Fähigkeiten, die ein Körper ebenso dringend braucht wie Kraft und Ausdauer. Koordination bedeutet: kleine Teilbewegungen zu einem gesamten Bewegungsablauf zusammenzufügen. Einfaches Beispiel – Treppe steigen: Sie heben die Zehen, strecken den Fuß, strecken das Knie bei gleichzeitiger Beugung in der Hüfte, um einen Schritt nach oben zu machen. Dabei müssen die beteiligten Nerven, Muskeln und Gelenke optimal zusammenspielen, um die Bewegung bestmöglich (ohne Verletzung und ohne zu hohe Belastungen) durchführen zu können. Treppensteigen ist dabei noch ein einfaches Beispiel.

Sehr komplex werden diese Zusammenhänge bei Sport und Arbeit. Stabilität, vor allem die Stabilität der Gelenke, ist die Grundlage für eine verletzungsfreie Bewegung. Bänder und Muskeln führen unsere Gelenke und stabilisieren sie bei jeder Bewegung. Eine optimale Stabilität verhindert, dass die Bewegungen zu weit ausschlagen – zu „groß werden. Das reduziert die Verletzungs- und Überlastungsgefahr. Stellen Sie sich eine Türe vor, deren oberes Scharnier etwas ausgeschlagen ist und zu viel Spiel hat. Die Türe ist also nicht mehr stabil. Wird die Türe weiterhin benutzt und heftig zugeschlagen, vergrößert sich das Bewegungsspiel am

den Muskeln (als ausführendes Organ für die Kraft- und die Bewegungsentwicklung) trainieren. Ein Koordinationstraining kann ganz einfach mit dem Gehen auf unebenen oder beweglichen Untergründen beginnen. Und genau das bietet uns die Blackroll: eine bewegliche Unterlage für vielfältige Koordinationsübungen mit jeder Menge Spaß.

Wie geht es am besten?

Führen Sie die Übungen jeweils 3–4-mal mit jeweils 8–12 Wiederholungen aus. Im weiteren Verlauf können Sie die Übungen auf 4–6 Durchgänge mit jeweils 15–20 Wiederholungen steigern. Achten sie auch zu Beginn auf eine kontrollierte Bewegungsdurchführung und auf eine stabile Körpermitte durch eine angepasste Bauchspannung. Koordinativ anspruchsvolle Übungen heißt: Sie aktivieren viele Muskelgruppen und das stabilisiert die Gelenke und den ganzen Körper. Für diese komplexen Leistungen ist auch ein bestens funktionierendes Nervensystem entscheidend. Denn die Nerven leiten die Impulse zum richtigen Zeitpunkt an die Muskeln und sichern den Erfolg.

Scharnier und die Tür wird irgendwann aus dem Rahmen fallen. Bei Gelenken funktioniert das ähnlich. Belastungen werden nicht mehr ordentlich aufgenommen und verteilt, sondern schädigen das umliegende Gewebe (Bänder, Muskeln und die Gelenkkapsel). Einfaches Beispiel: Umknicken des Fußes. Aus welchen Gründen auch immer geht das Sprunggelenk weit über seinen eigentlichen Bewegungsradius hinaus.

Wer Koordination und Stabilität verbessern möchte, sollte vor allem das Nervensystem und die Zusammenarbeit zwischen den Nerven (als Steuerungselemente von Bewegung) und

Arme und Beine einsetzen

● Rollen Sie die Blackroll im Vierfüßlerstand mit den Armen vor und zurück. Dabei können Sie mit der Blackroll bis zu den Knien unter den Oberkörper rollen und nach vorne, bis die Arme fast gestreckt sind. Das Becken bleibt stets über den Knien stehen. Um die Intensität zu steigern, heben Sie die Knie vom Boden ab und stehen nur noch auf den Zehenspitzen bei der Rollbewegung. Dabei achten sie bitte unbedingt auf eine gute Spannung in der Körpermitte.

● Im Vierfüßlerstand nehmen Sie die Blackroll der Länge nach und stützen sich mit einer Hand darauf ab. Darüber halten Sie die Blackroll nach rechts und links stabil. Nun strecken Sie im Wechsel diagonal Arm und Bein.

● Stellen Sie beide Knie auf der Blackroll ab. Dabei sind die Zehenspitzen auf dem Boden. Um sich an die Übung zu gewöhnen, können Sie nun wechselseitig eine Hand ein wenig vom Boden abheben. Diese Position halten Sie ein paar Sekunden und wechseln dann auf die andere Hand.

❯❯ 1. Blackroll rollen mit den Armen: Um die Übung zu intensivieren, können Sie auch ein Bein gerade nach hinten strecken. Das Bein sollte aber nicht höher als der Rücken sein.

2. Diagonales Strecken Bein/Arm: Wenn Sie in die andere Diagonale gehen möchten, stützt sich die andere Hand auf der Blackroll ab.

3. Blackroll rollen mit den Beinen: Heben Sie die Hand zu Beginn nur so weit vom Boden ab, dass Sie gerade noch ein Blatt Papier darunterschieben könnten.

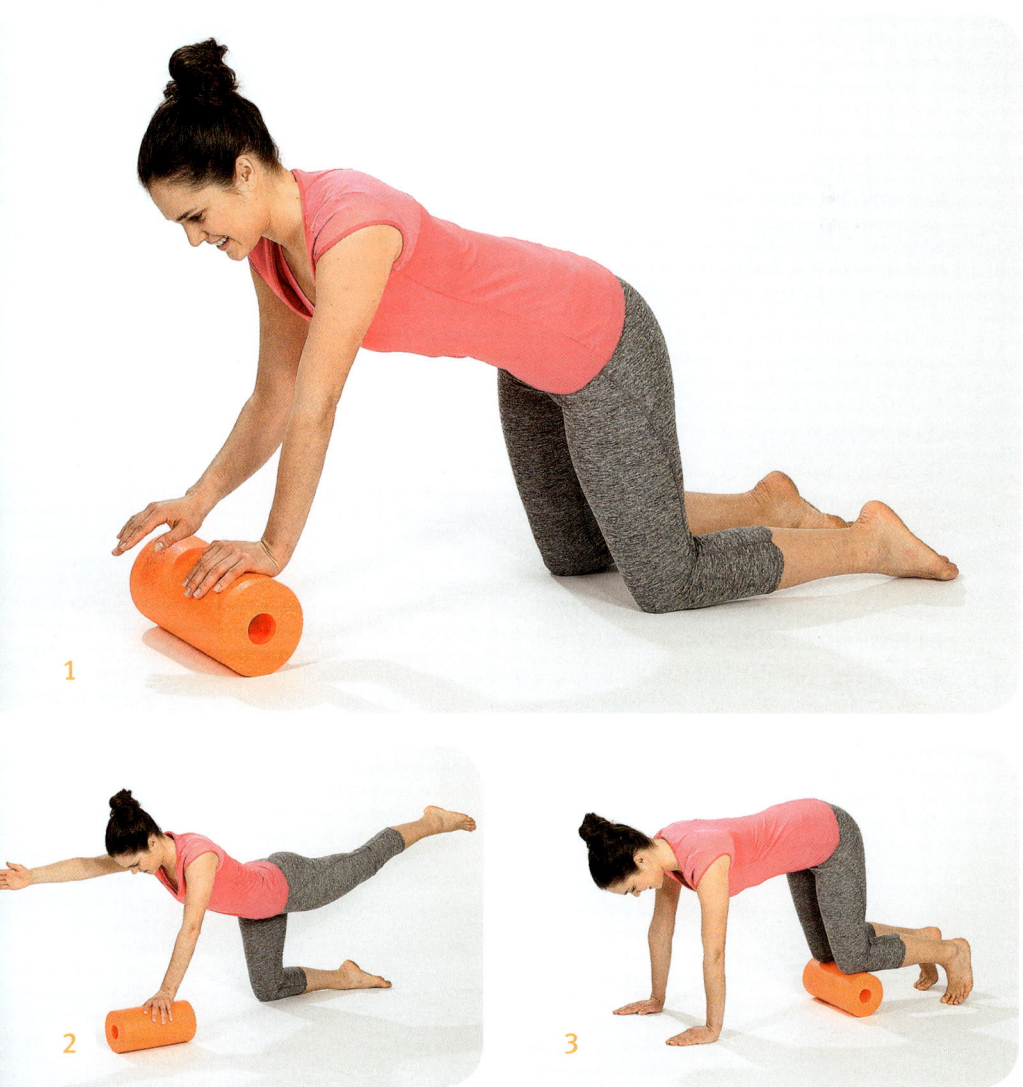

Rollenspiele

● Sie begeben sich in den Vierfüßlerstand und stellen die Knie auf die
Blackroll. Nun heben Sie im Wechsel
einen Fuß vom Boden ab. Strecken Sie
dazu lediglich den Fuß nach hinten
(ohne große Bewegung des Unter-
schenkels).

Wenn Sie sich bei dieser Variante sicher
fühlen, nehmen Sie beide Füße vom
Boden. In dieser Position können Sie
auch mit den Knien auf der Blackroll
vor und zurück rollen oder Sie bringen
die Rolle mit kleinen „Trippelschritten"
nach vorne und zurück – Sie gehen also
quasi mit den Knien auf der Rolle.

● Steigerung: Fühlen Sie sich sicher,
können Sie nun im Wechsel einen Arm
anheben und kurz nach vorne gestreckt
halten (2–5 Sekunden). Zu Beginn behalten Sie in der Position die Zehenspitzen auf dem Boden, später können Sie
versuchen, auch die Zehen vom Boden
zu lösen.

❯❯ 1. Rollenspiele: Halten Sie die Füße
gestreckt. Das gibt Ihnen mehr Stabilität
bei der Übung.

2. Armheber: Setzen Sie anfangs die
Fußspitzen auf den Boden, damit Sie das
Gleichgewicht besser halten können.

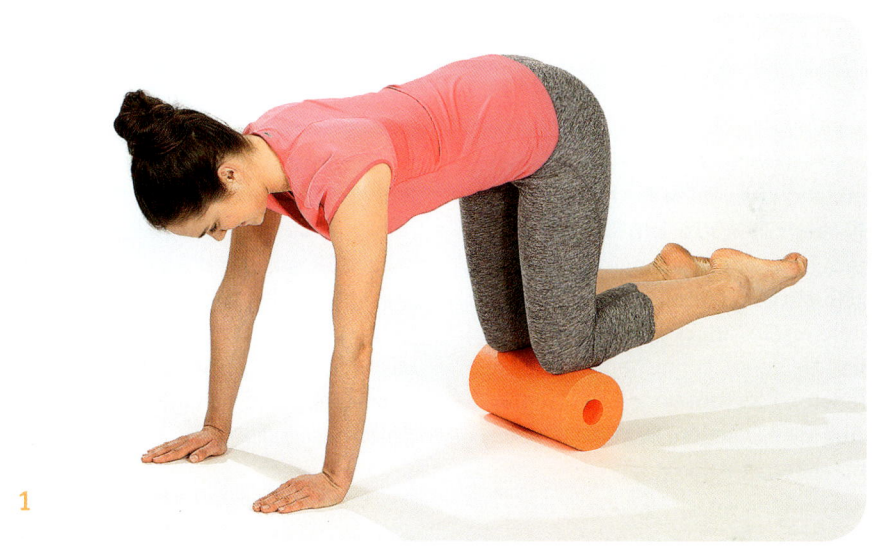

1

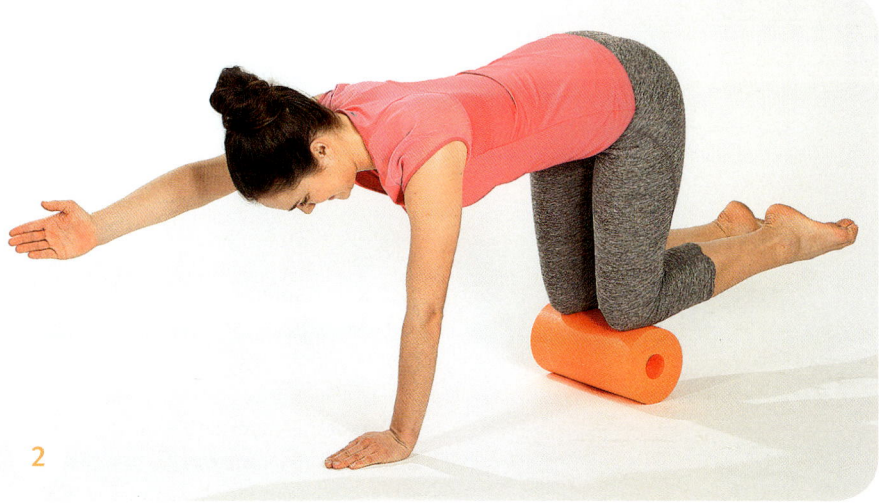

2

Beinheber

● Sie begeben sich in den Vierfüßlerstand und stellen die Knie auf die Blackroll. Nun strecken Sie ein Bein nach hinten aus. Anfangs können Sie sich selbstverständlich noch mit dem anderen Fuß auf dem Boden abstützen. Sind Sie geübt, versuchen Sie auch den anderen Fuß vom Boden zu lösen, während Sie das andere Bein nach hinten ausgestreckt halten.

● Steigerung: Die koordinative Steigerung ist, anschließend Arm und Bein diagonal ausgestreckt zu halten. Wieder lassen Sie anfangs die aufgestellten Zehenspitzen des anderen Beines auf dem Boden. Fühlen Sie sich sicher, versuchen Sie auch einmal, den Fuß wieder abzuheben und sich nur mit Hand und Knie zu stützen.

❯❯ 1. Bei beiden Varianten sind Steigerungen möglich.

2. Diagonaler Arm- und Beinheber: Sicherlich eine anspruchsvolle Übung: Bitte vergessen Sie das Atmen nicht!

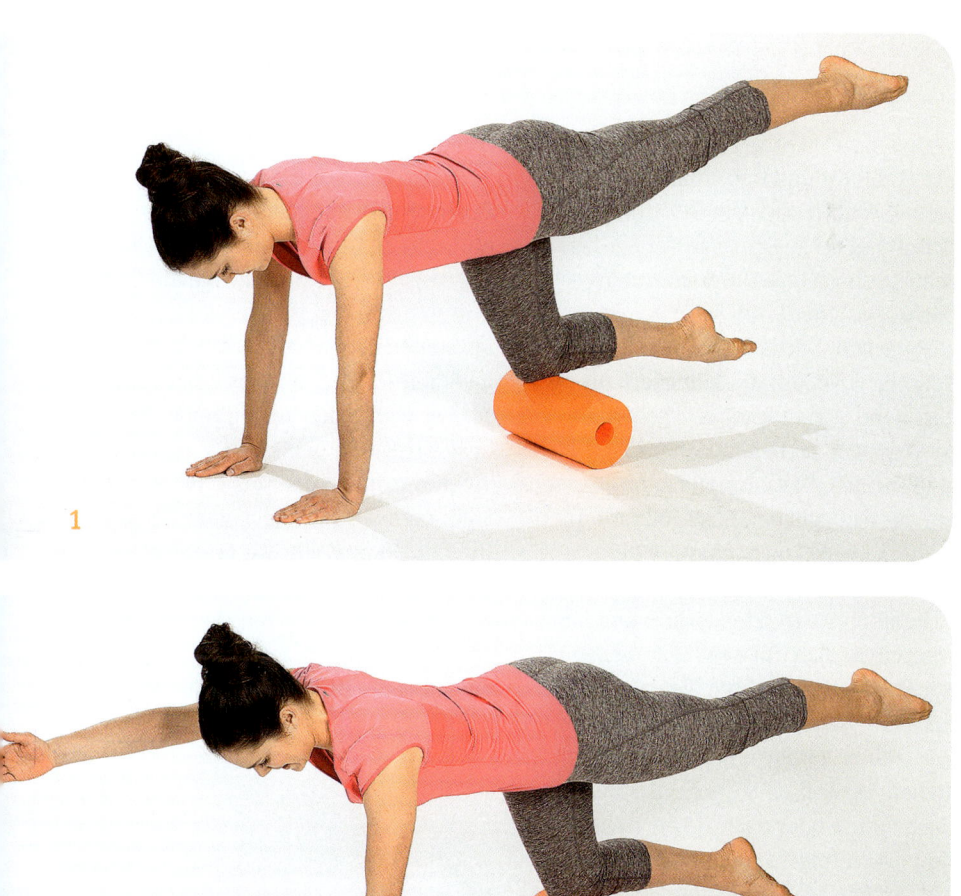

Seitstütz

Um Stabilität und Koordination zu verbessern, ist auch der Seitstütz hervorragend geeignet. In der Seitlage reduziert sich Ihre Unterstützungsfläche. Das wiederum führt zu einer gesteigerten Muskelaktivität. Denn die benötigen Sie, um diese Körperhaltung gegen die Schwerkraft und gegen die Bewegungen zu behaupten und zu stabilisieren. Das zusätzliche Abstützen auf der beweglichen Blackroll fordert weitere Muskelaktivitäten.

● Begeben Sie sich in Seitlage und stützen Sie sich mit dem Unterarm auf der Blackroll ab. Achten Sie darauf, dass der Oberkörper und die Oberschenkel in einer gerade Linie zueinander stehen. Verdrehen Sie nicht das Becken nach hinten oder nach vorne. Heben Sie nun die Hüfte vom Boden ab. Der Trick: Mit der Blackroll als Unterlage nehmen Sie sich die Stabilität und das stellt höhere Anforderungen an Ihre Muskeln. Auf der Blackroll müssen Sie nun um Ihr Gleichgewicht ringen und dazu benötigen Sie die Hilfe aller beteiligten Muskeln.

Wie geht es am besten?
Beginnen Sie mit gebeugten Knien, das entlastet zu Anfang. Fühlen Sie sich herausgefordert, strecken Sie die Beine: Dadurch verlängert sich der Hebel und Sie stellen damit höhere Anforderungen an Stabilität und Bewegungskoordination. Durch den langen Hebel der ausgestreckten Beine benötigen Sie viel Kontrolle in der Körpermitte: So trainieren Sie auch noch ganz nebenbei Ihre Bauchmuskeln. Mit gestreckten Beinen steigt auch die Anforderung der Beckenstabilität: Halten Sie diese Position für 10–20 Sekunden oder bewegen Sie dabei die Hüfte auf und nieder.

◆❯ 1. Seitstütz: Setzen Sie die Hand auf die Hüfte, dann spüren Sie, wenn die Hüfte Ausweichbewegungen machen möchte.

2. Schwerer Seitstütz: Fassen Sie mit den Fingern in die Rolle. Damit verhindern Sie ungewollte Rollbewegungen.

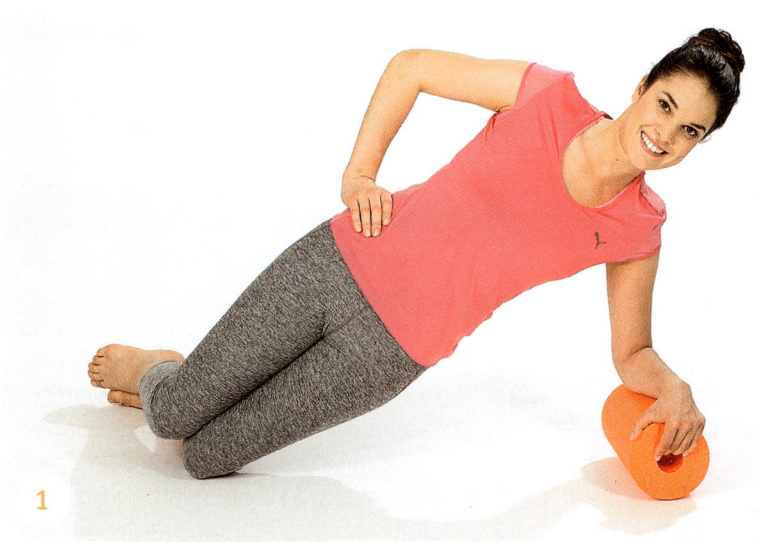

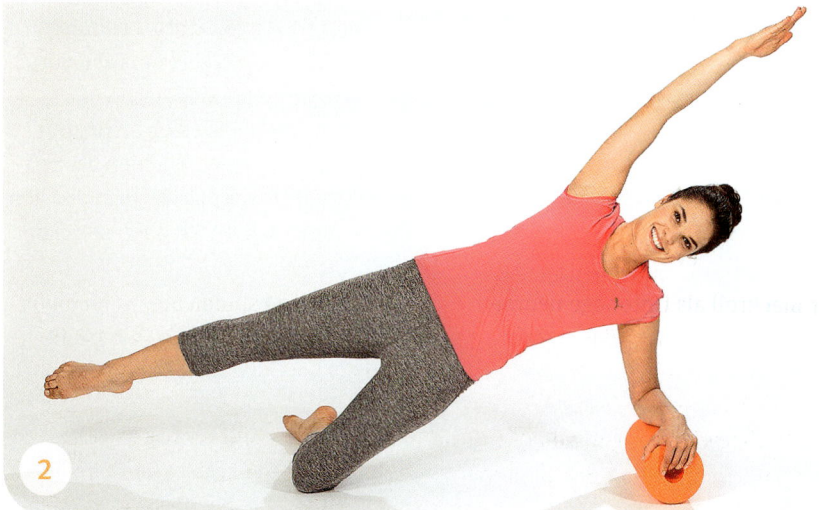

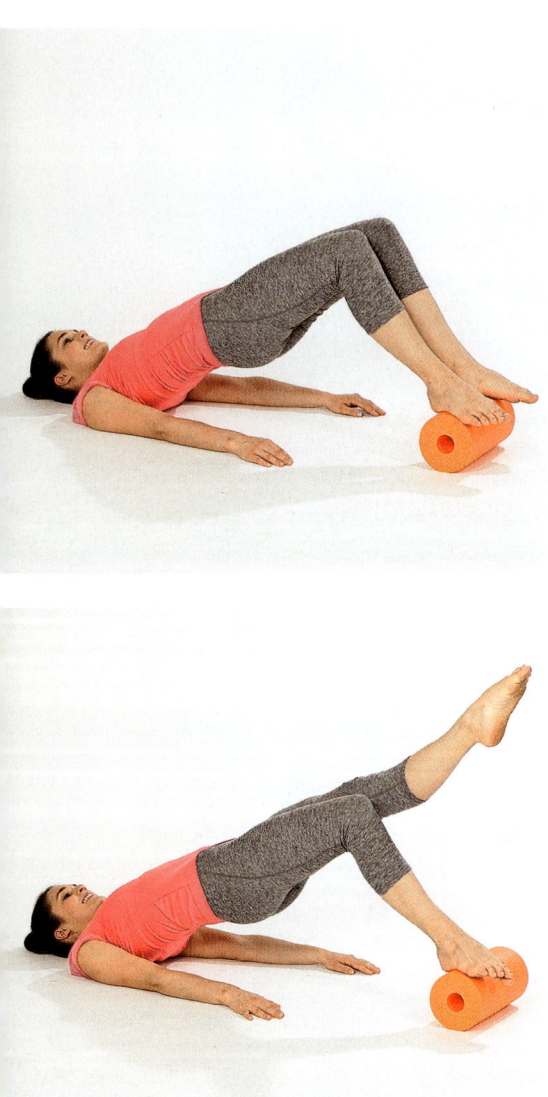

Brückenbauer

● In Rückenlage stellen Sie die in den Knien angewinkelten Beine auf die Blackroll. Nun heben Sie das Becken vom Boden ab und lassen es langsam wieder absinken. Diese Bewegung wiederholen Sie 15–25-mal. In dieser Ausgangsstellung können Sie auch mit den Füßen auf der Rolle nach vorne und wieder zurück laufen. Dazu rollen Sie die Blackroll nach vorne und machen dabei kleine „Trippelschritte".

● Steigerung: Um Koordination, Stabilität und Gleichgewicht zu trainieren, können Sie im Wechsel ein Bein von der Rolle abheben und nach vorne strecken. Stützen Sie sich zu Beginn noch mit den Armen/Händen ab. Später können Sie die Hände auch auf den Bauch legen oder nach oben strecken.

❮◗ 1. Brückenbauer: Legen Sie gerne anfangs die Unterarme neben sich.

2. Einbeiniger Brückenbauer: Achten Sie darauf, dass Bein, Hüfte und Oberkörper in einer Linie bleiben.

Beintunnel

Die Ansprüche an die Koordination steigen auch bei dieser Übung.

● Stellen Sie Ihre Füße in Rückenlage auf die Blackroll. Dabei sind die Knie etwas mehr als 90 Grad gebeugt (Sie stellen die Füße also etwas weiter nach vorne). Nun nehmen Sie einen Fuß von der Blackroll und schieben ihn mitsamt dem Unterschenkel unter dem anderen Bein hindurch, bis der Unterschenkel parallel zum Boden verläuft.

Variante: Diese Übung können Sie mit der nächsten Übung (Beckendreher) kombinieren und beide Übungen zu einer Bewegung zusammensetzen. Dann geht ein Bein zuerst unter dem Standbein hindurch und anschließend oben herüber.

⬦ Beintunnel: Dass die Hüfte ein wenig in die Richtung des gebeugten Beins kippt, ist völlig in Ordnung.

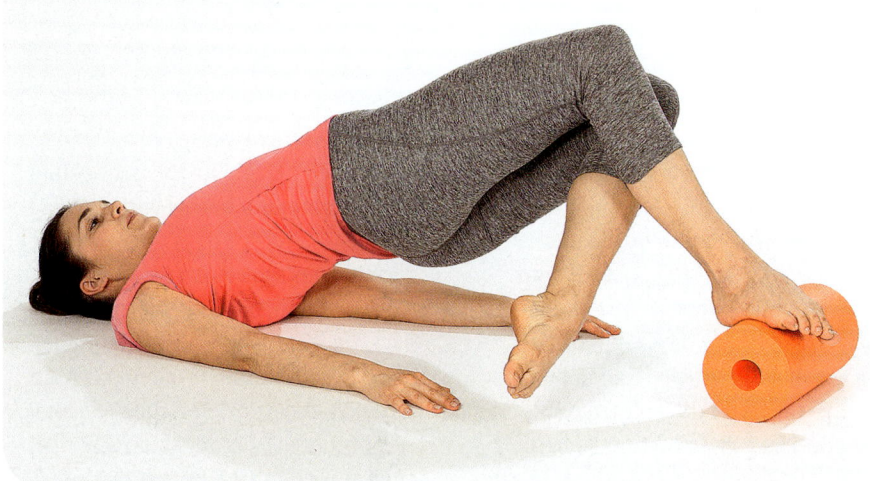

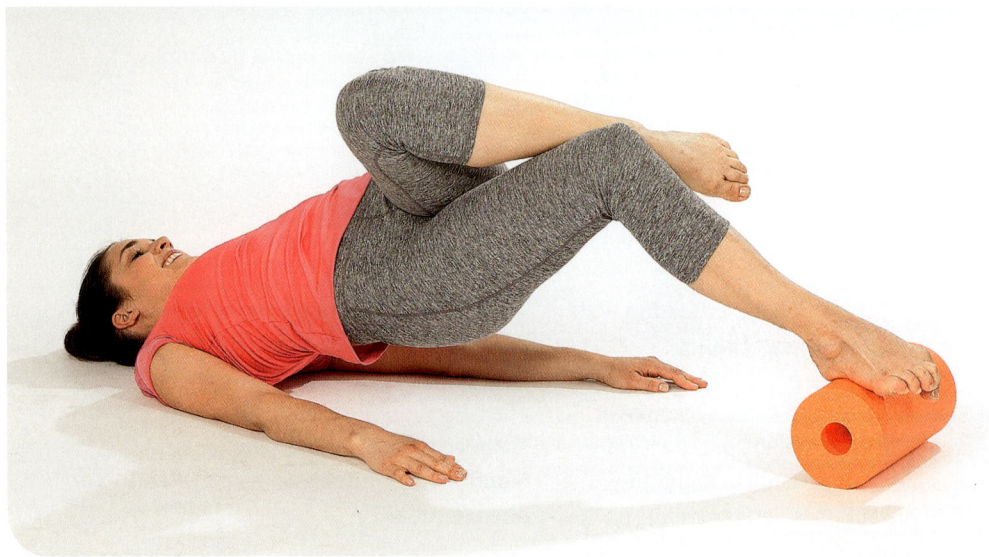

⬦ Beckendreher: Achten Sie darauf, dass Ihr Knie nicht durchhängt – Stabilität in dem Gelenk ist sehr wichtig.

Beckendreher

Bei schnellen und ruckartigen Bewegungen spürt man eine fehlende Beckenstabilität sehr schnell und sie ist ein häufiger Grund für Funktionsstörungen und Beschwerden im unteren Rückenbereich. Vor allem die möglichst synchrone Anspannung der einzelnen Muskelgruppen bedarf häufig eines gründlichen Trainings. Mit dem Beckendreher können Sie gezielt an diesem filigranen Zusammenspiel arbeiten – und es verbessern. Dann sind Sie für die Zukunft auf Belastungen in der Beckenregion besser vorbereitet.

● In Rückenlage stellen Sie die in den Knien angewinkelten Beine auf die Blackroll. Nun heben Sie ein Bein von der Blackroll ab und bringen das Knie über den anderen Oberschenkel (über das Standbein), bis der Unterschenkel wieder parallel zum Boden verläuft.

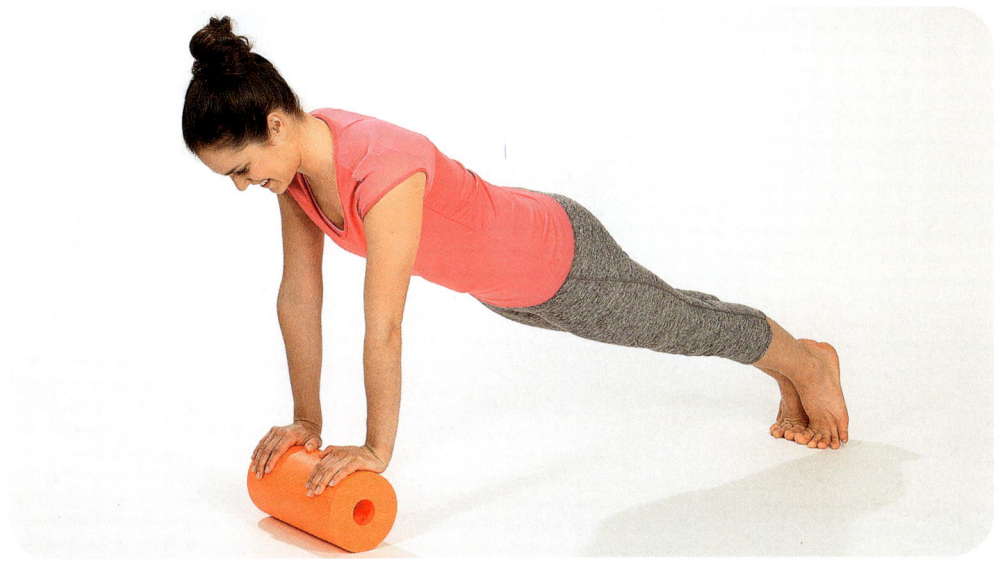

⬙ Liegestützposition: Achten Sie besonders darauf, die Körpermitte zu stabilisieren – damit schützen Sie die Wirbelsäule.

Liegestütz

Die altbekannte und bewährte Liegestütze wird koordinativ anspruchsvoller, wenn Sie sich auf einem beweglichen Untergrund abstützen. Bei der Liegestützposition werden sehr viele Muskelgruppen am Körper benötigt und aktiviert, um die Körperlängsachse zu stabilisieren. Zu Beginn reicht es völlig aus, wenn Sie die Position einfach nur für 8–10 Sekunden halten. Im nächsten Schritt führen Sie die Liegestützbewegung auf der Blackroll auch aus und machen anfangs 6–8 Wiederholungen in vier Durchgängen.

Variante: Sie können den Effekt steigern, indem Sie die Blackroll unter den Körper und wieder nach vorne rollen. Achten Sie darauf, dass Ihre Wirbelsäule nicht durchhängt. Kontrollieren Sie Ihre Körperspannung über die Bauchmuskeln.

Triggern und Spannung lösen

Trigger-Punkte sind gewissermaßen die Epizentren der Verspannung. Mit einem Ball und dosiertem Druck auf den Bereich, können Sie Ihren Körper wieder in angenehme Spannung bringen.

Mit dem Ball aus der Blackroll-Gruppe können Sie Schmerzen lindern, indem Sie sogenannte Trigger-Punkte massieren. Trigger-Punkte sind schmerzhafte Bereiche und Zonen in den Muskeln, die einen lokalen Schmerz oder auch eine Ausstrahlung in die sogenannte Referenzzone des Punktes verursachen können. Grundsätzlich können in jedem Muskel aktive Trigger-Punkte vorhanden sein, die für viele Beschwerden zumindest mitverantwortlich sein können. An Trigger-Punkte verdichtet sich die Muskelspannung und löst darüber häufig starke Schmerzen aus. Trigger-Punkte lassen sich unter anderem auch mit

Druck behandeln. Dazu sind Übungen mit der Blackroll oder dem Blackroll-Ball hervorragend geeignet.

Trigger-Punkte entstehen meist durch verspannte Muskelfasern und sind schmerzhafte Zonen im Muskelbauch. Sie können als Schmerzen in angrenzende oder etwas entfernte Körperregionen ausstrahlen. Oft wird gerade diese Fernwirkung nicht erkannt und auch nicht behandelt. Ein aktiver Trigger-Punkt kann sich auch entwickeln: Er zeigt sich zu Beginn über eine lokale Spannung oder einen lokalen Schmerz. Erst im weiteren Verlauf, wenn der Betroffene die Beschwerden

zone (Ausstrahlungsgebiet) ist häufig charakteristisch für die einzelnen Muskeln und lässt direkte Rückschlüsse auf die Störung zu.

Aber was passiert da?

Durch die verspannten Zonen in den Muskeln entstehen begrenzte Bereiche, die schlechter durchblutet sind („ischämische Zonen"). Dort ist auch der Stoffwechsel reduziert, das heißt, die Ernährung der Muskelfasern ist verringert und darunter leidet auch die Leistung. Diese Situation führt häufig zu lokalen Schmerzreaktionen unter Belastung. Zudem reagieren die Muskeln auch nicht mehr optimal auf Nervenimpulse – die Versorgung über die Nerven ist also nicht mehr sehr effektiv.

Was ist zu tun?

Durch gezielten Druck auf die verspannten Muskelzonen erreichen Sie, dass die Nerven wieder besser leiten. Auch die Blutversorgung bessert sich und der Schmerz wird gelindert. Es ist also ein durchaus lohnenswertes Übungsprogramm.

lange Zeit ignoriert hat, beginnen die Ausstrahlungen in die Referenzzonen. Lange eingenommene, einseitige Körperhaltungen lösen den Trigger und die unangenehme Spannungen häufig aus. Weitreichende Störungen sind die direkte Konsequenz: Das kann von lokalen Schmerzen und ausstrahlenden Beschwerden bis hin zu Organirritationen (Magenschmerzen, Herzrasen oder Übelkeit) reichen.

Wo Trigger-Punkte in den einzelnen Muskeln auftreten, ist relativ variabel. Das sind aber meist Stellen, an denen der Muskel besonders intensiv belastet und gebraucht wird. Auch die Referenz-

Triggern am Bein

● Oberer Teil des Oberschenkels: In Bauchlage bringen Sie den Black-roll-Ball zwischen Oberschenkel (knapp unter der Leiste, im oberen Drittel des Oberschenkels) und Boden. Suchen Sie eine schmerzhafte Stelle und halten Sie den Druck für 40–90 Sekunden. Achten Sie währenddessen auf Veränderungen am Druckpunkt.

● Unterer Teil des Oberschenkels: Sie können den Ball auch knapp oberhalb des Kniegelenks unter den Ober-schenkel legen (unteres Drittel des Oberschenkels). Auch an dieser Stelle finden sich häufig druckempfindliche Bereiche, die sehr dankbar für eine Trigger-Anwendung sein werden.

Halten Sie den Druck für 40–90 Se-kunden und achten Sie auf eintretende Veränderungen.

Variante: Triggern an der Wade: Um diese Region zu triggern, legen Sie den Ball unter die Wadenmuskulatur. Suchen Sie auch hier wieder einen druckempfindlichen Bereich und plat-zieren Sie den Ball dort. Halten Sie den Druck wieder 40–90 Sekunden.

❯❯ 1. Triggern am oberen Oberschenkel: Über die Position der Hüfte (je weiter nach unten, desto stärker der Druck) regulieren Sie die Intensität der Übung.

2. Triggern am unteren Oberschenkel: Wenn Sie das Knie anbeugen, erhöhen Sie den Druck auf den Ball um das Eigen-gewicht.

3. Triggern an der Wade: Ist die Übung anfangs zu schmerzhaft, können Sie z. B. mit einem unterliegenden Handtuch etwas Druck wegnehmen.

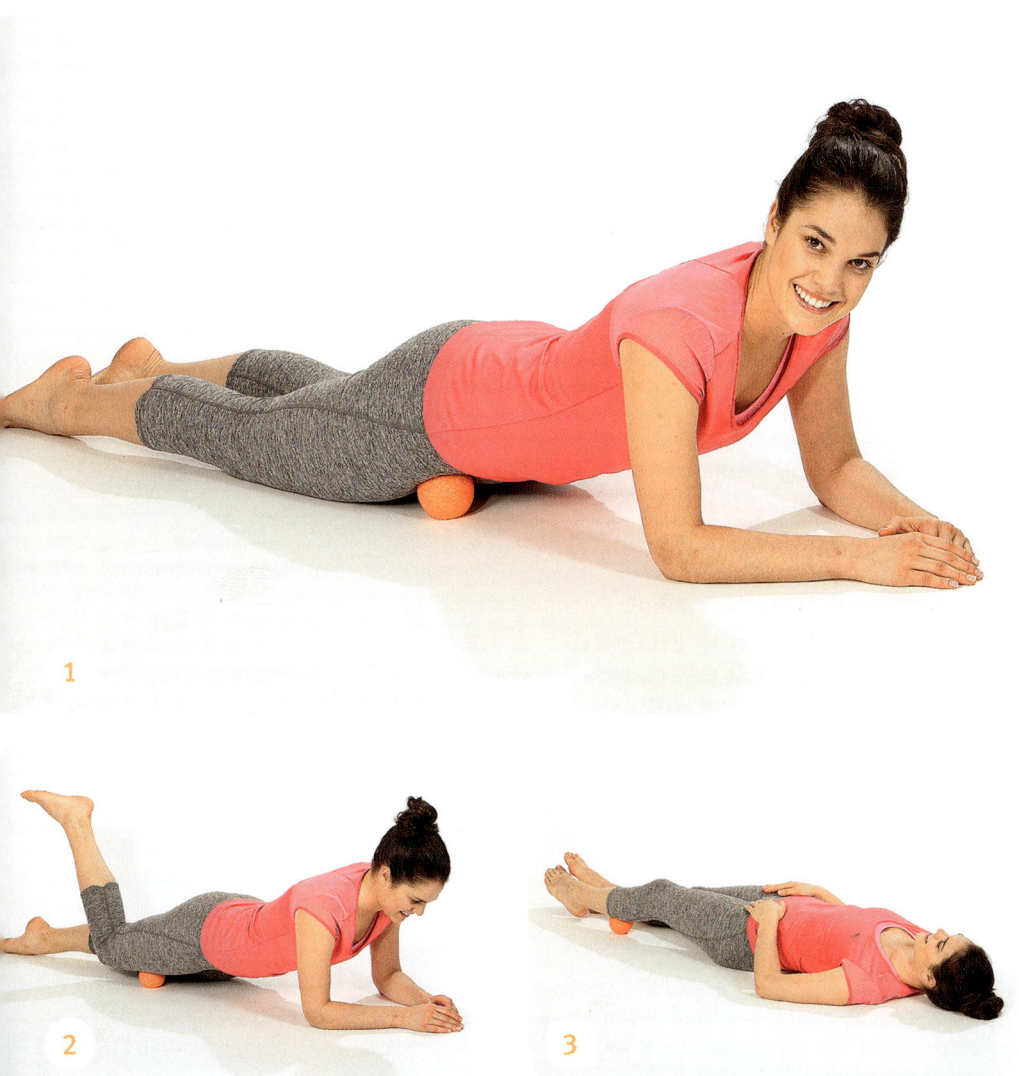

1

2

3

Triggern am Rumpf

In der Körperregion zwischen den Schulterblättern sammeln sich viele Spannungen, die die Wirbelsäule (Hals- und Brustwirbelsäule) in ihrer Beweglichkeit einengen können.

● Positionieren Sie den Ball zwischen Schulterblatt und Wirbelsäule und legen Sie sich darauf. Halten Sie den Druck für 40–90 Sekunden. Danach legen Sie den Ball etwas tiefer an der Wirbelsäule wieder zwischen Schulterblatt und Wirbelsäule unter und halten den Druck wieder. So verfahren Sie an drei bis vier Punkten auf der rechten Seite der Wirbelsäule und wiederholen dieses Vorgehen auf der linken Seite.

Der Druck wird anfangs sicherlich schmerzhaft sein. Der Schmerz lässt erfahrungsgemäß nach wenigen Minuten deutlich nach. Sie können auch die Intensität der Druckwirkung mit konzentrierten Atemzügen beeinflussen. Atmen Sie tief ein und versuchen Sie, den Atem an die Druckstelle zu lenken.

Weitere Möglichkeiten, die Übung zu beeinflussen:
- Machen Sie kleine Bewegungen mit den Armen.
- Bewegen Sie die Schultern nach oben und unten.
- Bewegen Sie die Beine (stellen Sie z. B. einen Fuß auf dem Boden auf).
- Stellen Sie beide Beine auf, und kippen Sie die Beine nach rechts und links.

Variante: Auch die Brustmuskulatur verspannt sich schnell. Das kann sogar dazu beitragen, dass sich die Körperhaltung verändert und die Schultern bleibend nach vorne gezogen sind. Legen Sie den Ball zwischen die Brustmuskulatur (vor der Schulter) und den Boden. Halten Sie den Druck für 40–90 Sekunden. Sie können auch wieder kleine Bewegungen auf dem Ball durchführen, siehe Foto 2:
- Bewegen Sie den Oberkörper nach rechts und links auf dem Ball.
- Erhöhen Sie den Druck auf den Ball kurzzeitig und nehmen Sie den Druck vom Ball.

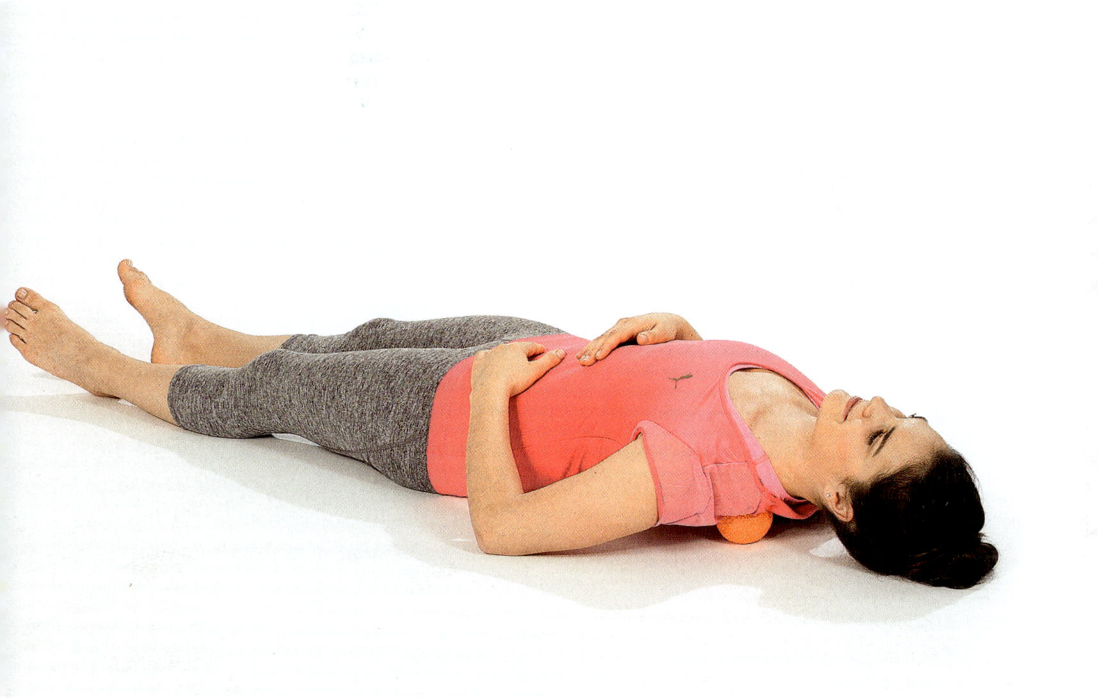

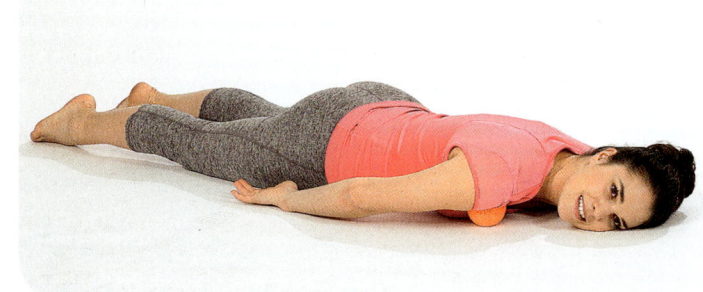

◆ Triggern an Rücken und Schulter: Versuchen Sie bei dieser Übung, mit dem Atmen zu arbeiten.

◆ Triggern am Brustmuskel: Den Kopf dabei ablegen.

Triggern am Gesäß

Ein kleiner und tief liegender Muskel im Gesäßbereich ist der Piriformismuskel. Er hat bei Verspannungen ein großes Potenzial für Störungen und Irritationen. Er kann sogar ähnliche Symptome auslösen, wie sie bei einem Bandscheibenvorfall auftreten können.

● Um diesen Muskel zu erreichen, setzen Sie sich mit einer Gesäßhälfte auf den Ball und halten den Druck für 40–90 Sekunden. Wird dabei Ihr Gesäß oder das Bein kribbelig oder pelzig, verlagern Sie sofort den Ball an eine andere Stelle. Verfahren Sie so auch auf der anderen Gesäßhälfte.

● Alternativ können Sie dazu auch einen Tennis- oder Igelball verwenden. Eine Variabilität bei der Wahl des Trainingsgerätes steigert meist auch das Trainingsergebnis und bringt nicht zuletzt auch Abwechslung.

Variantenreiches Triggern

Variante 1: Eine Möglichkeit der Triggerbehandlung besteht darin, den Druckpunkt über einen Zeitraum (40–90 Sekunden) konstant zu halten. Oder halten Sie den Druck so lange, bis sich der Muskel spürbar entspannt und nachgibt.

Variante 2: Verlagern Sie während des Triggerns Ihr Körpergewicht über den Druckpunkt. So können Sie die Intensität bereits während der Übung variieren und verändern.

Variante 3: Bewegen Sie das Gesäß auf dem Ball. Rollen Sie über dem Druckpunkt nach vorne und nach hinten, oder auch von rechts nach links. Die Bewegung verändert ebenfalls die Intensität der Übung.

❯❯ Triggern am Gesäß: Dosieren Sie den Druck vorsichtig und ansteigend. Denn das Gewicht des Oberkörpers auf einem so kleinen Punkt wie dem Ball kann sonst schnell schmerzhaft werden.

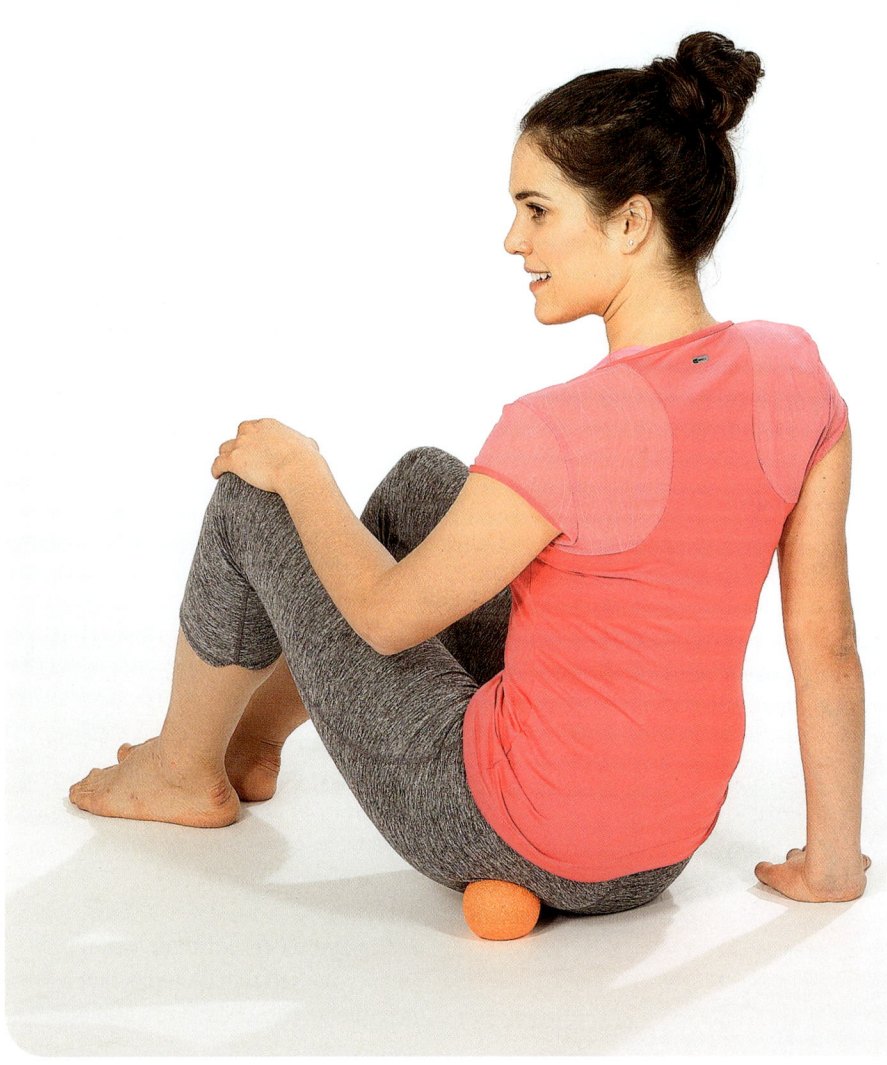

Triggern an der Schulter

Die Trigger-Technik mit dem Black-roll-Ball können Sie für die Schulter sehr gut im Liegen (Seitlage) oder im Stehen anwenden.

● Legen Sie den Ball an einem unangenehmen oder schmerzhaften Druckpunkt an. In Seitlage klemmen Sie den Ball zwischen Schulter und Boden. Der Oberarm zeigt dabei vom Körper weg.

Nun können Sie den Druck dosieren, indem Sie mehr oder weniger Körpergewicht auf den Ball verlagern. Halten Sie den Druck für 40–90 Sekunden und achten Sie auf Veränderungen: Die Muskulatur wird entspannter, der Druck lässt nach ...

Variante: Klemmen Sie den Ball zwischen Schulter und Wand ein. Sie können die Trigger-Technik auch mit kleinsten Bewegungen verbinden. Beispiel: Halten Sie im Ellbogengelenk etwa 90 Grad ein. Nun bewegen Sie den Unterarm nach innen und außen, sodass sich der Oberarm dreht. Führen Sie diese Bewegung sehr klein aus.

❯❯ 1. Triggern an der Schulter im Stehen: Achten Sie darauf, dass Sie in geradem Abstand von der Wand stehen und nicht etwa nach vorne gebeugt oder mit den Füßen direkt an der Wand.

2. Triggern an der Schulter: Um etwas Druck vom Ball zu nehmen, können Sie den oberen Arm aufstützen und darüber regulieren.

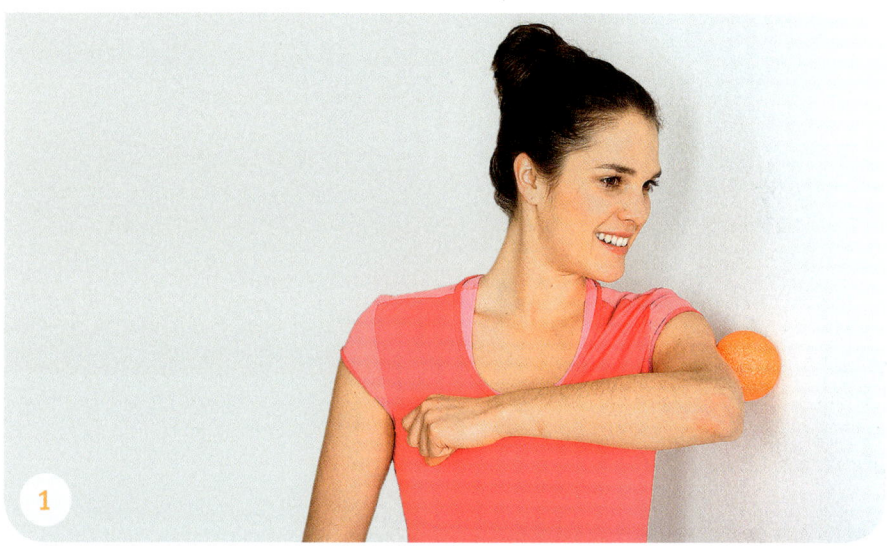

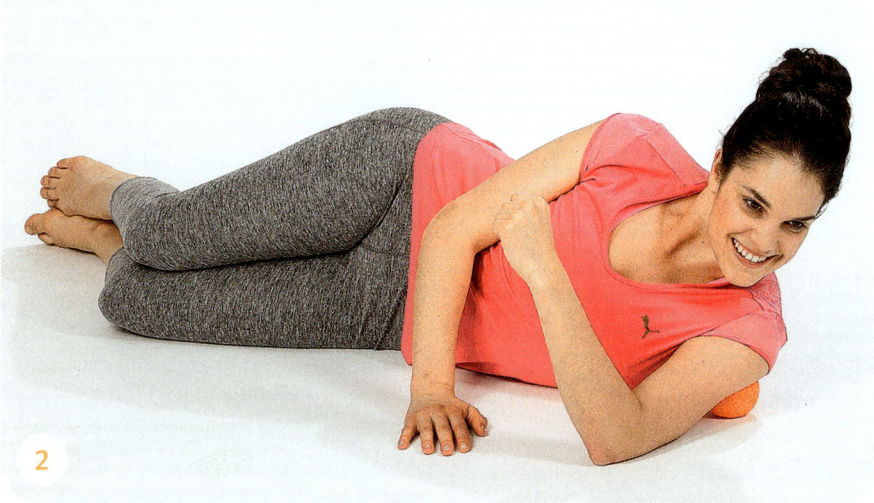

Viele kleine Helferlein aus der Familie

Die Blackroll-Truppe besteht aus verschiedenen Mitgliedern. Gerade die Kleingeräte Ball und MINI-Roll eignen sich, den Körper sanft zu bearbeiten. Sie passen überall hin.

Mit den Kleingeräten Ball und der MINI-Roll von Blackroll lassen sich viele Körperregionen schonend und entspannend massieren. Dazu haben Sie verschiedene Möglichkeiten:

- Mit der Blackroll MINI können Sie mehrfach über den gewünschten Körperbereich rollen. Das geht auch als „Nebenbeitätigkeit" – etwa beim Fernsehen oder Telefonieren.
- Auch mit dem Blackroll-Ball führen Sie kleine kreisende Bewegungen aus. Sie können den Ball längs und quer über den Bereich rollen.

Mit diesen beiden Geräten können Sie fast jeden Körperbereich selbst erreichen und massieren. Den Druck, den Sie mit dem Ball auf Ihren Körper ausüben, passen Sie immer Ihrem aktuellen Wohlfühldruck an. Massieren Sie sich, wann immer Sie das Bedürfnis danach haben und so lange, wie es Ihnen guttut.

Die Blackroll MINI eignet sich für ein sanftes Rollout aller Körperbereiche, die Sie mit dem kleinen Gerät erreichen. Damit rollen Sie Ihre Faszien wieder in Form und machen sie elastisch und belastbar. Der Blackroll-Ball eignet sich auch für Körperregionen auf der Rückseite. Sie können sich z. B. auf den Ball legen und mit kleinen kreisenden

massierten Gewebe aus. Das bringt Ihnen direkt eine Entspannung der Muskeln und der Sehnen, Bänder und Gelenkkapseln. So finden Sie zu mehr Wohlbefinden und Beweglichkeit zurück.

- Sie lösen damit Verklebungen im Fasziengewebe. Diese entstehen durch Verletzungen wie Muskelfaserrisse oder auch durch einen einfachen Muskelkater. Ein Muskelkater entsteht durch kleinste Verletzungen der Muskelfasern und ist damit auch eine Verletzung des Gewebes. Verklebungen entstehen während der Heilung und behindern die Beweglichkeit.
- Die Druckbehandlung löst auch Hormonreaktionen im Gewebe aus. Sie sind besonders dazu geeignet, schmerzhafte Zustände zu reduzieren. Die Ausschüttung dieser Gewebehormone unterdrückt Schmerzsignale und unterbindet teilweise die Weiterleitung der Schmerzsignale an das Gehirn.
- Auch der mechanische Reiz der Rollen und der Bälle kann Schmerzreize überlagern und so zu einer langfristig wirksamen Schmerzminderung beitragen. Unser Körper kann nur eines: entweder Druck oder Schmerz empfinden.

Bewegungen auch schwer erreichbare Bereiche massieren. Auch die Faszien werden Ihnen das Rollout z. B. mit dem Blackroll-Duo-Ball danken. Denn: Durch seine spezielle (taillierte) Form verteilt sich der Druck beim Rollout besser und gleichmäßiger. Deshalb können Sie mit dem Gerät auch besonders empfindliche Körperregionen, z. B. Nacken oder die Oberschenkel, besonders schonend bearbeiten.

Durch diese Weichteilbehandlung mit den Blackroll-Produkten lösen Sie folgende positive Reaktionen aus:

- Sie lösen mit den Massagetechniken eine reaktive Mehrdurchblutung im

Rollout an den Beinen

● Wade: Die Form des Duo-Balls passt sich gut der Wade an. Platzieren Sie den Ball unter der Wade. Nun rollen Sie mit dem Unterschenkel über den Duo-Ball. Entweder machen Sie die Übung mit einem Bein oder Sie legen die Beine übereinander, heben die Hüfte ab und rollen so noch intensiver mit der Wade über den Duo-Ball.

● Rückseite Oberschenkel: Setzen Sie sich auf den Boden und legen Sie den Duo-Ball unter den Oberschenkel. Wenn Sie sich nun auf den Händen abstützen, können Sie die Oberschenkelrückseite durchrollen. Ist Ihnen der Druck anfangs zu hoch, kann das zweite Bein als zusätzliche Stütze helfen, den Druck beim Rollout zu reduzieren.

● Leiste und Oberschenkel vorne: Die Oberschenkelvorderseite können Sie ebenfalls einseitig mit dem Duo-Ball bearbeiten. Legen Sie sich dazu auf den Bauch, stützen Sie mit den Unterarmen den Oberkörper ab und rollen nun mit der Vorderseite eines Oberschenkels über den Duo-Ball. Durch die spezielle Ballform kann sich der Oberschenkel besser anpassen und das Rollout ist sanfter.

❖❯ 1. Rollout für die Wade mit dem Duo-Ball.

2. Rollout der Oberschenkelrückseite mit dem Duo-Ball.

3. Rollout der Leiste und der Oberschenkelvorderseite mit dem Duo-Ball.

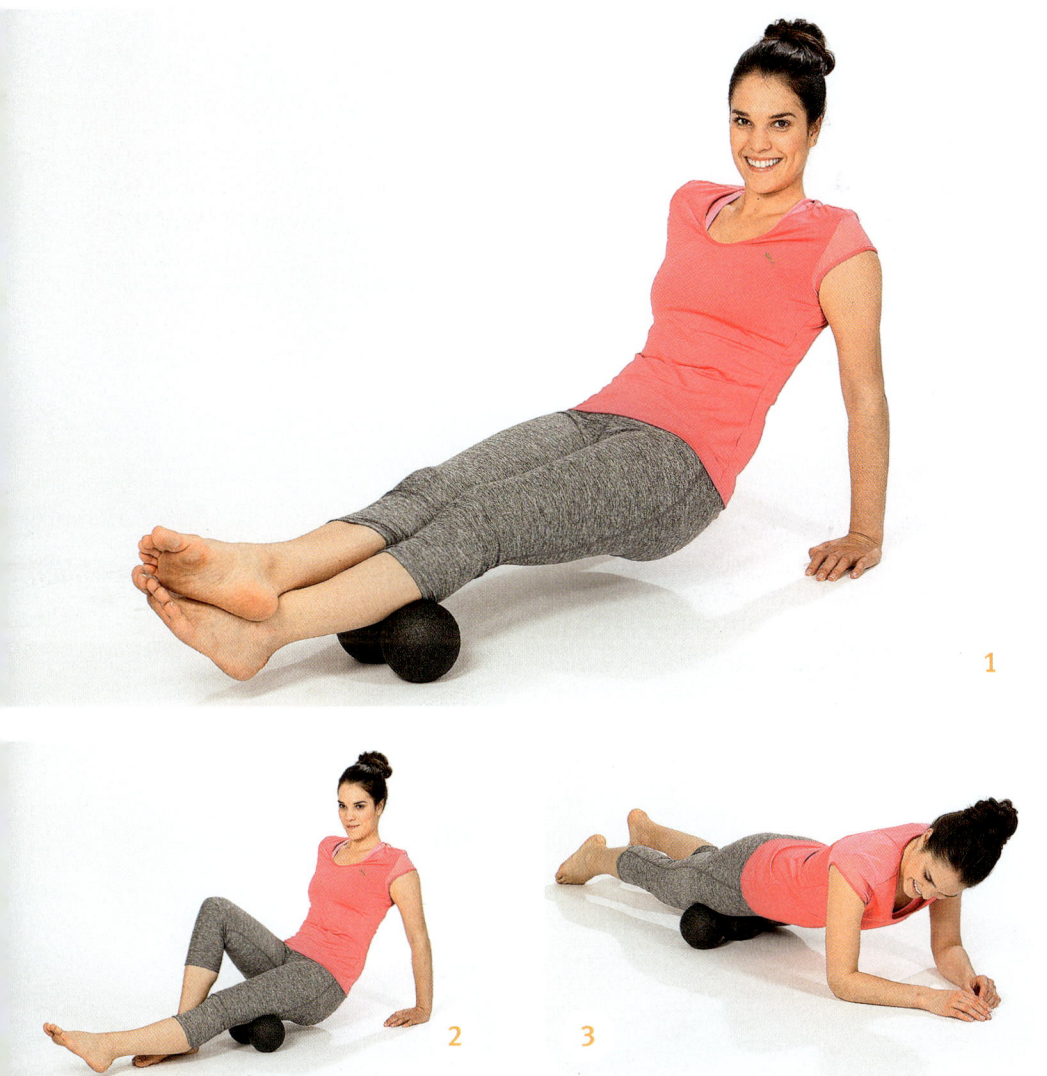

1

2   3

Massage mit Ball und Blackroll MINI

Eine Massage mit Kleingeräten ist platzsparend und flexibel einsetzbar. Diese Geräte können Sie sogar mit in den Urlaub nehmen und haben damit Ihre kleinen Helfer immer griffbereit.

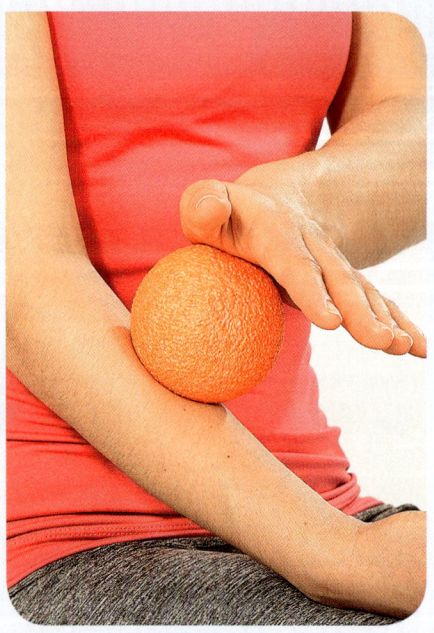

❮ Massage mit dem Blackroll-Ball am Arm. Die Massageeinheit für unterwegs ist sehr flexibel und entspannend. Bearbeiten Sie die Muskeln des Unterarms von allen Seiten(vorne, innen und außen) und entlasten Sie effektiv Ihre Gelenke des Hand- und Ellbogenkomplexes.

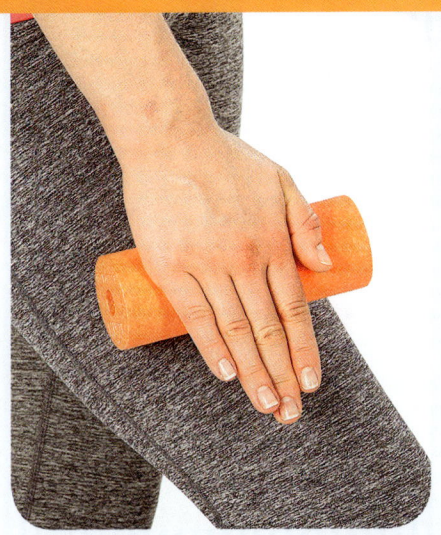

‹ Massage mit der Blackroll MINI am Oberschenkel. Die Vorderseite des Oberschenkels lässt sich bequem im Stehen oder Sitzen bis zur Kniescheibe massieren und ausrollen.

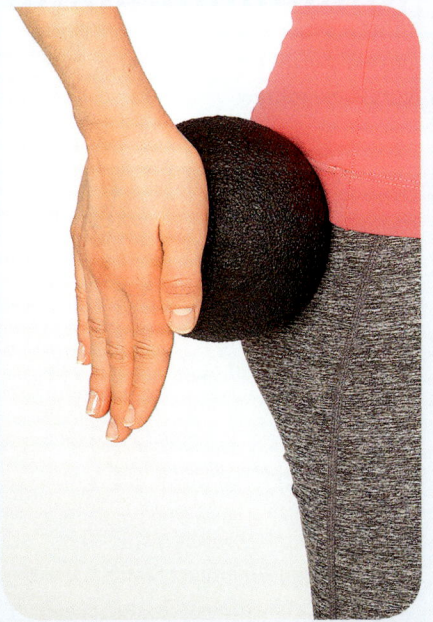

‹ Massage mit dem Blackroll-Ball am Oberschenkel. An der Oberschenkelau-ßenseite sind Massage und Ausrollen vor allem im Gesäßbereich sehr wohl-tuend. Sie können bis zum Kniegelenk fortgesetzt werden.

Wirbelsäule mobilisieren

● Brustwirbelsäule: Legen Sie den Duo-Ball so in den Rücken, dass er neben der Wirbelsäule liegt. Sparen Sie die Mitte, die Knochen der Wirbelsäule aus. So klemmen Sie den Duo-Ball zwischen Rücken und Stuhllehne ein. Nun bewegen Sie den Oberkörper über den Duo-Ball nach hinten: Sie strecken den Rücken nach hinten. Führen Sie dabei kleine Bewegungen durch und wiederholen Sie die Übung in unterschiedlichen Höhen der Wirbelsäule.

● Halswirbelsäule: Sie ist ein klarer Fall für den Blackroll-Duo-Ball – das liegt an seiner Form. Positionieren Sie die Rolle in der hinteren Halsbeuge. Über kleine Kniebeugen rollen Sie die Halswirbelsäule aus. Seien Sie zu Beginn vorsichtig und bringen Sie noch keine zu hohen Druckkräfte auf. Grundsätzlich können Sie diese Übung auch mit der großen Blackroll durchführen, wobei Sie jedoch im Bereich der Halswirbelsäule äußerst vorsichtig vorgehen sollten.

❯❯ 1. Wirbelsäule mobilisieren mit dem Duo-Ball: Der Duo-Ball eignet sich hervorragend für die Wirbelsäule, weil er die Dornfortsätze etwas entlastet.

2. Rollout der Halswirbelsäule: Der Blackroll-Duo-Ball passt sich perfekt der Form der Halswirbelsäule an.

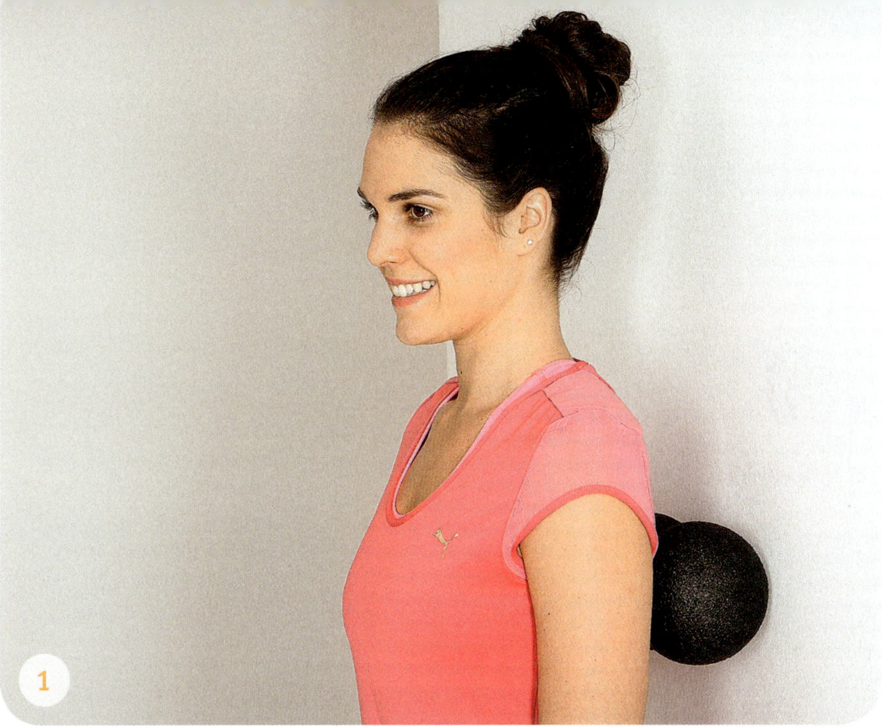

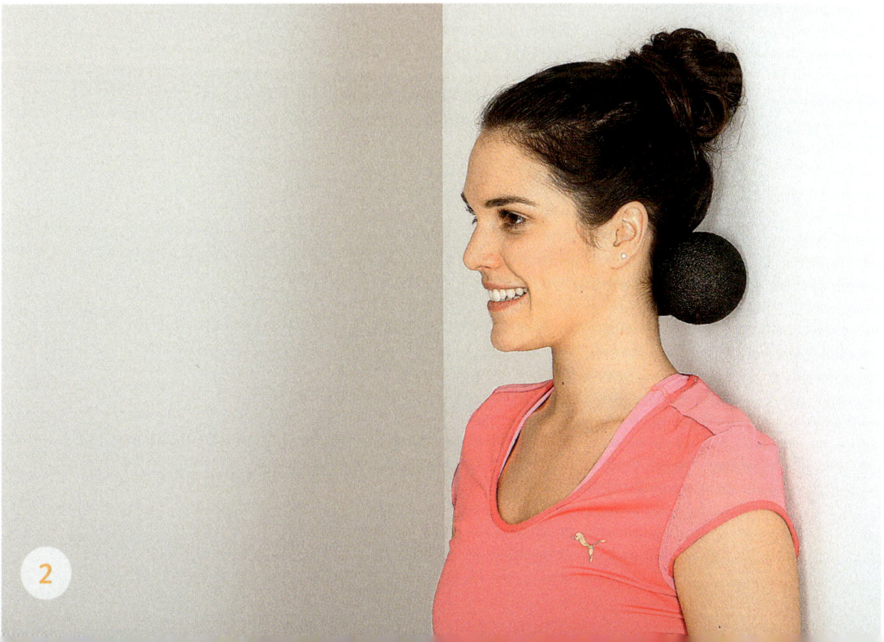

Literaturverzeichnis

Fachliteratur

Bartrow K: **Untersuchen und Befunden in der Physiotherapie.** Springer: Heidelberg; 2012

van den Berg, F: **Angewandte Physiologie Band 1.** 3. Aufl. Thieme: Stuttgart; 2011

Butler DS: **Mobilisation des Nervensystems.** Springer: Heidelberg; 1998

Deemter F: **Rückentraining.** Thieme: Stuttgart; 2012

Diemer F, Sutor V: **Praxis der medizinischen Trainingstherapie Band 1.** Thieme: Stuttgart; 2007

Ehrhardt D: **Praxishandbuch funktionelles Training.** Thieme: Stuttgart; 2012

Jones LH: **Strain-Couterstrain.** Urban & Fischer: München; 2001

Kapandji IA: **Funktionelle Anatomie der Gelenke.** Einbändige Sonderausgabe. 3. Aufl. Hippokrates: Stuttgart; 2001

Klein P, Sommerfeld P: **Biomechanik der menschlichen Gelenke/Biomechanik der Wirbelsäule.** Urban & Fischer: München; 2004

Laube, W: **Sensomotorisches System.** Thieme: Stuttgart; 2009

Paoletti S: **Faszien.** Urban & Fischer: München; 2001

Shacklock M: **Angewandte Neurodynamik.** Urban & Fischer: München; 2008

Strunk A: **Fasziale Osteopathie.** Haug: Stuttgart; 2013

Ergänzende Literatur

Bartrow K: **Übeltäter Kiefergelenk.** TRIAS: Stuttgart; 2012

Bartrow K: **Schwachstelle Rücken.** TRIAS: Stuttgart; 2014

Langendoen J: **Das Taping-Selbsthilfe-Buch.** TRIAS: Stuttgart; 2011

Langendoen J: **Taping im Sport.** TRIAS: Stuttgart; 2014

Liebe Leserin, lieber Leser,

hat Ihnen dieses Buch weitergeholfen? Für Anregungen, Kritik, aber auch für Lob sind wir offen. So können wir in Zukunft noch besser auf Ihre Wünsche eingehen. Schreiben Sie uns, denn Ihre Meinung zählt!

Ihr TRIAS Verlag

E-Mail Leserservice
kundenservice@trias-verlag.de

Lektorat TRIAS Verlag
Postfach 30 05 04
70445 Stuttgart
Fax: 0711 89 31-748

Stichwortverzeichnis

Bibliografische Information der Deutschen Nationalbibliothek
Die Deutsche Nationalbibliothek verzeichnet diese Publikation in der Deutschen Nationalbibliografie; detaillierte bibliografische Daten sind im Internet über http://dnb.d-nb.de abrufbar.

Programmplanung: Simone Claß
Redaktion: Sabine Josten
Bildredaktion: Christoph Frick
Umschlaggestaltung und Innen-Layout:
CYCLUS · Visuelle Kommunikation, Stuttgart

Bildnachweis
Umschlagfoto: Holger Münch, Stuttgart
Fotos im Innenteil: Holger Münch, Stuttgart
Die abgebildeten Personen haben in keiner Weise etwas mit der Krankheit zu tun.
Zeichnungen: S. 12, 17, 20, 22, 24–27
Ingrid Schobel, München

1. Auflage 2014

© 2014 TRIAS Verlag in
MVS Medizinverlage Stuttgart GmbH & Co. KG
Oswald-Hesse-Straße 50, 70469 Stuttgart

Printed in Germany

Satz: CYCLUS · Media Produktion, Stuttgart
gesetzt in Adobe Indesign CS6
Repro: ludwig:media, Zell am See (Österreich)
Druck: AZ Druck und Datentechnik GmbH, Kempten

Gedruckt auf chlorfrei gebleichtem Papier

ISBN 978-3-8304-8020-4   1 2 3 4 5 6

Auch erhältlich als E-Book:
eISBN (PDF)   978-3-8304- 8021-1
eISBN (ePub) 978-3-8304-8022-8

Wichtiger Hinweis: Wie jede Wissenschaft ist die Medizin ständigen Entwicklungen unterworfen. Forschung und klinische Erfahrung erweitern unsere Erkenntnisse. Ganz besonders gilt das für die Behandlung und die medikamentöse Therapie. Bei allen in diesem Werk erwähnten Dosierungen oder Applikationen, bei Rezepten und Übungsanleitungen, bei Empfehlungen und Tipps dürfen Sie darauf vertrauen: Autoren, Herausgeber und Verlag haben große Sorgfalt darauf verwandt, dass diese Angaben dem Wissensstand bei Fertigstellung des Werkes entsprechen. Rezepte werden gekocht und ausprobiert. Übungen und Übungsreihen haben sich in der Praxis erfolgreich bewährt.